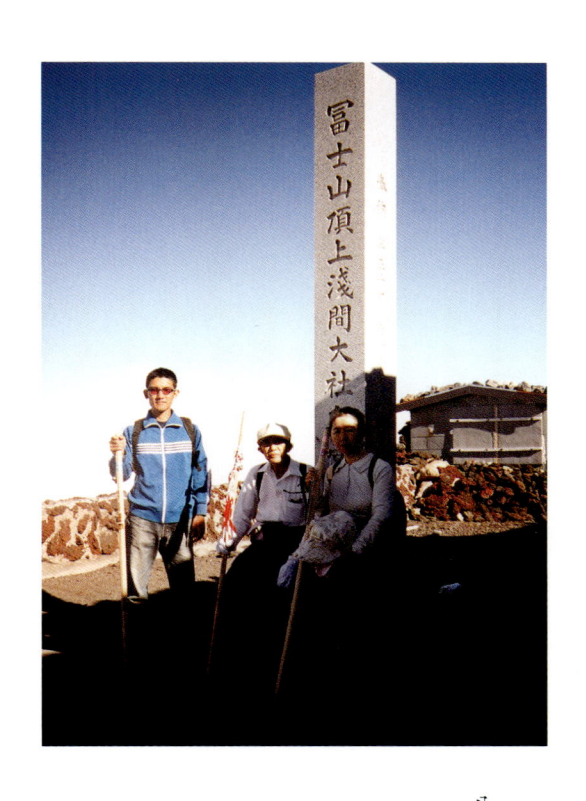

八十歳記念の富士登山

（八十五頁の資料）

富士登山
　足も進まぬ
　　九合目
　吟詠一声
　　勇わきのぼる

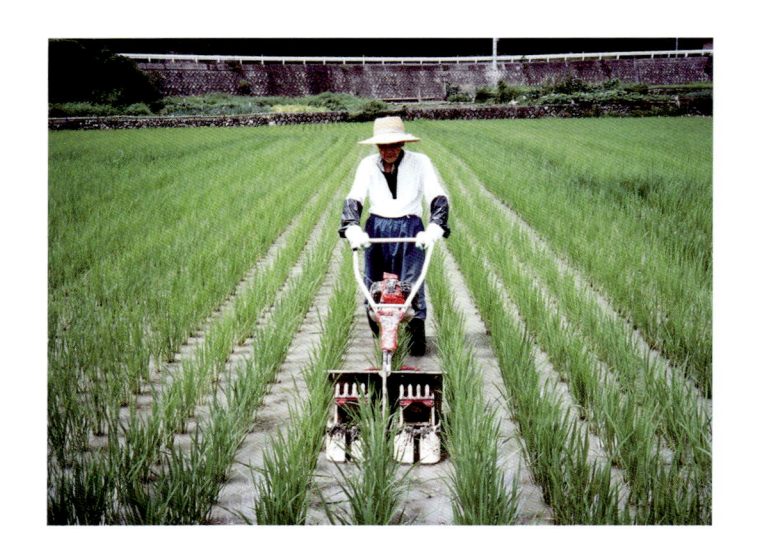

農耕の著者（八十七頁の資料）
・有機自然栽培の水稲の除草作業

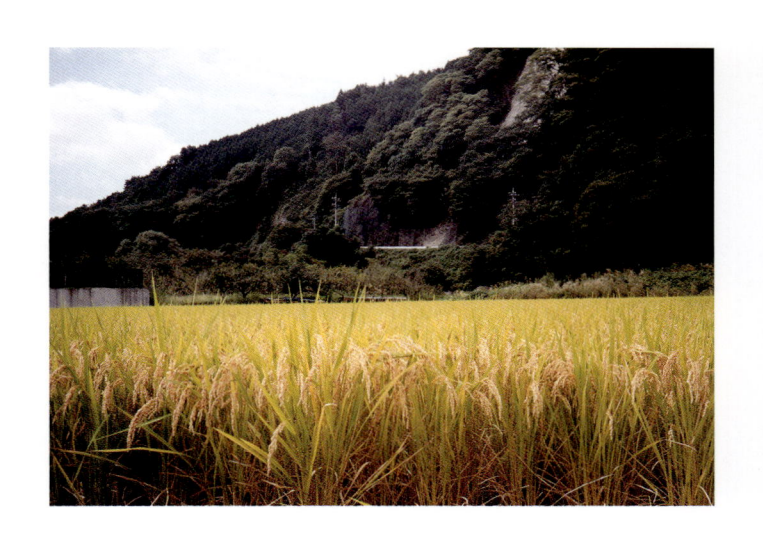

有機農法（自然栽培）の水稲(すいとう)

（九十九頁の資料）

土変わり
作物変わり
人変わる
自然科学の
妙なるみわざ

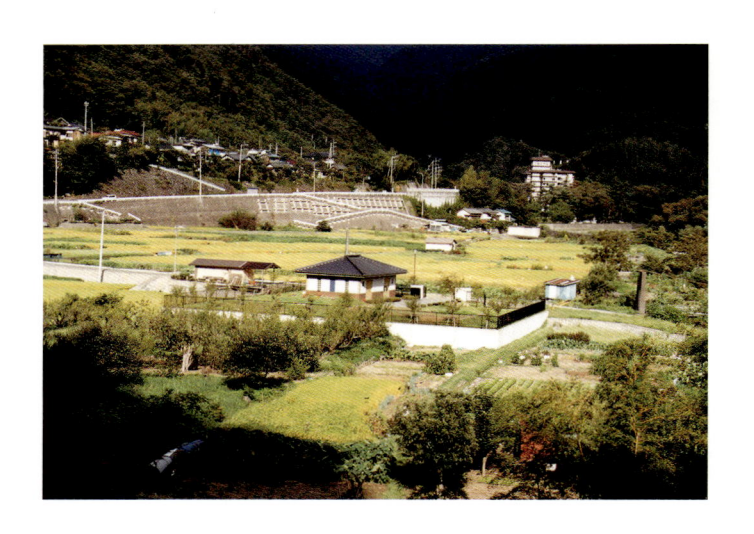

土壌浄化法による下水処理場

（九十八頁の資料）

・集落対象（平成九年九月竣工）
・特長
　化学薬品を使用せずに土壌微生物により生活雑排水を浄化する施設

生涯健康への勝利者

五つの大病に打ち克った自然治癒力の実体験記

浄化健康研究所主宰
佐野 均

文芸社

まえがき

 発刊に当たって一言ご挨拶申し上げます。世の中にはまだまだ未知未開の事象が数多く存在する、とご承知のはずです。私が体験した「自然治癒力」も、今、多くの人の関心事になっています。しかし、これも〝閉ざされた扉〟の一枚であると思います。

 私はこのことを自分の身体で、長い間実験をしてきました。最初は模糊としてつかみにくく、結果が身体に現われても、なかなか信じられませんでした。

 しかし、体験が積み重なっていくうち、身体の中の変化が感じられるようになり、今では身体全体の内部の大凡が分かるようになりました。

 特に病気が改善されていく過程を、自分の身体はもちろん、家族の身体でも感じられるようになりました。

「どうしたら健康な身体をつくることができるか?」
「病気になる原因、過程は?」

そうしたことも体験の中で、次第に体得できるようになりましたので、病気のない健康人……「生涯健康」への道が、見えてきた次第なのです。

私だけが特別？　いえいえ、決してそうではありません。

自然治癒力を体得し、自身の健康づくりに役立てることは難しいことではありません。

私自身、特別な能力を持っているわけではありません。

学問や地位、また経済的負担にも関係なく、誰にでもできることなのです。

若い頃より、病弱だった私が自然治癒力によってさまざまな"大病"に打ち克ち、八十余歳の現在、ますます元気で"昼耕夜読"を繰り返しているのが、確かな証明だと確信しております。

……従って、本書も昼は有機栽培の鍬（くわ）を持ち、夜はそれを筆に持ち替えて書きまとめたものです。

読者の皆様も生まれてから、医療保険のお世話になってきたのでしょうから、現代医学に対する先入観念もあって、自然治癒力を信頼して……はなかなか理解しにくいかも

まえがき

しれません。しかし、「生涯の健康」を目指すのであれば、「是非に」と一歩踏み入ることをお勧めしたいと思います。

文明の発展は生活を便利にしてくれた半面、新たな病気の発生や病気の複雑多様化をもたらし、止まるところを知りません。

まさに"病める社会"になってしまいました。

恐らく、「生涯の心身の健康を手に入れるには？」と思い悩んでいる方も少なくないのではないでしょうか。

「行き先真っ暗の健康人づくり」の考え方と方法論……新たな転機になることを願って、私の体験をありのままに綴った次第です。

平成十五年秋

浄化健康研究所（ジョウケン）主宰

佐野　均

生涯健康への勝利者　目次

まえがき ……………………………………………………………… 3

第一章　自然治癒力との出合い

一、見舞客 …………………………………………………………… 13

二、病気問答 ………………………………………………………… 18

第二章　五つの大病との闘い
——内臓障害と負傷からの復元

一、痔ろう …………………………………………………………… 22

二、右足甲骨折・足踵(そくしょう)骨折 ………………………… 28

三、十二指腸潰瘍(かいよう) ……… 31
四、胃潰瘍 ……… 35
五、虫垂炎(ちゅうすいえん)・左尿管結石 ……… 39

第三章　機能障害が復活した

一、左耳聴力の復活 ……… 46
二、老眼鏡を外す ……… 47
三、鼻病解消 ……… 49
四、扁桃腺炎(へんとうせんえん)解決 ……… 53
五、腰痛解決 ……… 56

第四章　病気や機能障害を解決した力

一、病気は浄化作用 …… 59
二、薬を使わずに健康になるのは …… 63
三、熱と水の働き …… 64
四、自然治癒力と自然浄化力 …… 66
五、浄化法 …… 70

第五章　浄化（健康）法からの学び

一、病弱の四十歳まで …… 74
二、健康を勝ち取った後半の人生 …… 75
三、実践からの体得 …… 77

第六章　八十歳からの謝恩生活

一、八十歳記念の富士登山 …………… 82
二、百歳自立農業を目指して …………… 85
三、永遠の健康家庭を目指して …………… 89

第七章　自然食作りのポイント

一、食は命なり …………… 92
二、身土不二 …………… 95
三、無公害自然食 …………… 99
四、家庭菜園造り …………… 103

第八章　霊界を識る

一、目に見えない縁に引かれて ………… 111
二、霊界を識った僧侶 ………… 114
三、重病人の霊魂を視る ………… 117
四、晩節を全うした某夫人 ………… 119
五、死期を識る難しさ ………… 122
六、霊界を信じられる自分になった ………… 126

あとがき ………… 130

第一章　自然治癒力との出合い

一、見舞客

昭和三十五年八月、私も関わっていた集落の上水道工事が完成しました。我慢して工事に奔走していただけに、終わると間もなく、痔ろうが急激に悪化して動けなくなりました。この春、入院して手術することに決めていたのですが、妻の病気や種々のことが重なり合って遅れていたのでした。

ある日、家で臥せっているところに親戚のおばさんが訪ねて来られ、帰り際に一冊の書物を置いていきました。

この一冊が私の運命を変えることになるのですが、この時は〝単なる一冊〟でしかあ

りませんでした。

相当の苦痛と高熱の中をさまよっていた私です。「本はいつでも読める」と思ってしまえば、それきりだったでしょう。しかし、私はその本を手に取ったのです。身体のどこかで何かを感じたのかもしれません。

その本には種々書いてあったと思いますが、『病気は浄化作用』という項目に目が留まりました。若い頃から、さまざまな病気で苦しんできた私ですから、『病気は悪化作用』であり恐ろしいもの……という観念しかありません。

(病気は浄化作用？ 何という無茶なことか！ 何を根拠にこんなことを言うのか？)

私は強い義憤を感じたほどでした。

翌日、再び、おばさんがやって来ました。

私は当然の如く、疑問をぶつけました。おばさんはそれを待っていたかのように、答えました。

「体験してみれば納得できます。私もずいぶん病気で苦しみましたが、身体で理解させ

第一章　自然治癒力との出合い

てもらいました。貴方も勉強してみればきっと分かるはずです」
おばさんは続けて、
「これを食べてみませんか？」
と、一本の茹でたトウモロコシを差し出しました。
私はちょうど空腹でもあったので、すぐに食べてみました。
(……なんと美味しいのだろう)
その味の素晴らしさに驚きました。
(農業については素人同然の人が、少しばかりの土地で作ったものが何と美味しいことか)
私は改めて尋ねてみました。
おばさんは少しうれしそうに答えました。
「化学肥料は使わずに、有機物を入れて、できるだけ自然で作ったものです」
言ってみれば、まず〝自然食〟に引き合わせてくれたのでしたが、この時の私は理解に苦しむばかりでした。

当時、私は仕事の傍ら、家族の食べる物はほとんど栽培していたのです。トウモロコシも若干作っていましたし、数年前からは業者の依頼もあって栽培量を増やしたところでもあったのです。

業者からの依頼は「温泉郷での焼きトウモロコシ用」とのことでした。私は過燐酸石灰（かりんさん）を多量に使って栽培した結果、「味も上々」と褒めていただいているところでもあったので、おばさんのトウモロコシには大変な驚きを感じました。

（化学肥料を使わないものの方が、味が良いとは？　一体これはどういうことか？）

私はますます混迷に陥りました。

しかし冷静に考えれば、まんざら間違ってばかりではない気もしました。

例えば、ほとんどの人が子どもの頃に罹る病気にハシカがありますが、昔はどこの家庭でもハシカと分かれば、「症状が出切ってしまえば治る」と、子どもを家の中で安静にさせておくだけでした。症状が出切った子どもは発病前より元気になりますが、中途で終わった人は、その後身体がすっきりしません。

つまり、病気を身体から出し切れば健康になるので、『病気は浄化作用』と言うのでし

第一章　自然治癒力との出合い

よう。

なお、現代農業が頼っている過燐酸石灰を始めとする化学肥料は毒性を持っているので、化学肥料を使わないトウモロコシの方が味が良いのかもしれません。

（私自身が化学万能に陥っているので、効力のみを期待して、そのものの弊害に気づいていないのかもしれない。ここまで延ばしてきた手術なのだ。症状も落ち着いてきたので、おばさんか、その知人に詳細を聞いてみよう。入院はそれからでもいい）

私はそう思うようになりました。そして、もう一度おばさんに聞いてみたのです。

「私にはそれ以上詳しいことは説明できない。近いうちに、私に〝浄化法〟を教えて下さった方の家に行くので、一緒に行って詳しく聞いて下さい」

と、おばさんは答えました。

私は同行して、自分で扉を開けてみようと心を決めたのでした。

二、病気問答

おばさんに案内されて、四キロほど離れた浄化法を提唱するHさんの家を訪問しました。おばさんの用事が済んだところで、私は、
「詳しく教えていただきたい」
と投げかけました。
「病気は浄化作用(自然治癒力)であり、大自然の理法なのです」
これがHさんの答えでした。
私は一歩踏み込んで、
「具体例として肺結核の場合どうなりますか」
と尋ねました。
私は続けて、

第一章　自然治癒力との出合い

「肺結核に罹ると入院治療を受けます。そして肺の中が固まると……治ったと退院しますね」

とたたみ込むように言いました。

ここから、ある意味で火花が散るようなやり取りになったのです。

「君、それは治ったのではない」

「医師は治ったと申しますよ」

「医師にそう言われても、それは本当に治ったのではありません。治ったというのは肺の中の結核菌が全部排泄されて菌がなくなることです。生まれたままのきれいな肺になることです。病院で治ったというのは、結核菌を肺の中に閉じ込めて固めた状態ですから、真から治ったのではないのです」

「医学ですらできないことが、（浄化法で）本当にできるのですか?」

「できます！　現に私がそうです！」

こうしたやり取りで、大要を聞かされた私は唖然としました。Hさんの顔は真実を悟った如く、明快で自信に満ちていました。

(ふうっ……)

私の身体の中から、思わずため息がもれた感じでした。
(医学でできないことが、この方はやれたのだ。肺の中が健康な状態に快復するのだ。浄化されるのだ。それで浄化作用と言うのか)

私は半信半疑ながら、多少理解できたような気がしました。

再び、Hさんの説明です。

「貴方の子どもさんは、オデキができたり、鼻汁が出たりしないでしょう?」

……何と失礼な言葉でしょう。私は心の中で反発していました。

「出ませんよ」

「そうでしょうね」

私は腹立たしくさえ思いました。

Hさんは私の気持ちを見透かしたように、言葉を投げてきました。

「出る方が良いのですよ。出ないと身体の中に溜まって、病気の原因ともなりますよ」

第一章 自然治癒力との出合い

「昔から仏教でも言われている因縁とか、その家の育て方や家庭生活のあり方の中から、または化学肥料を使った農業はもちろん、薬も多量に服用するほど、薬害が積り、すべて血液を汚染するのです。そして（中国医学で言う）毒血となるのです。その汚染毒血が相当量身体の中に溜まれば身体に害を及ぼすので、人は自然に外へ出そうとするのです。これが病気と言われているものなのです。病気とは体内をきれいにする掃除活動です。身体の浄化作用になるのです。ですから、病気は浄化作用と受け止めて、病気が治った暁は、身体が前より健康体になるのです」

（ふうっ……）

私は深いため息をついていました。同時に心が大きく動きました。

（やってみようか？　清水寺の舞台から飛び降りられるだろうか？）

秋の夜空は深く澄み、一面の星が瞬いていました。

第二章 五つの大病との闘い
――内臓障害と負傷からの復元

一、痔ろう

昭和三十四年春頃、私は東京のT病院で診察を受け、「肛門周囲炎」という、人にも言い難い病名をいただきました。

医師の指示に従って治療に努めた後、改めて町内のH医院、さらには甲府のG病院でも診察を受けました。

その間、病状は進んでいたようで、病名は「痔ろう」を宣告され、手術を勧められました。

第二章　五つの大病との闘い──内臓障害と負傷からの復元

（何とか施薬で治らないものか）

私は種々の薬を使用して様子を見ました。しかし、努力とは裏腹に病勢は進むだけなので、やむなく入院を決めたのでした。

しかし、その矢先、妻が突然、肝臓障害で入院・手術をすることになってしまったのです。そんなハプニングもあって、私自身は入院・手術を延ばし、自宅療養を余儀なくされたのでした。

妻は六月に退院し、七月には元気になったのですが、私は仕事の都合や旧盆に伴う工事などが重なって、入院は先延ばしになっていました。

進行する病を抱え、仕事で疲れ……自宅で臥せっているところに、親戚のおばさんこと、Eさんが見舞いにやって来て、前述の経過を辿ることになったのです。

浄化法の提唱者、Hさんの熱心な説明に、誠実さも感じた私は決意しました。清水の舞台から飛び降りることにしたのです。

心が決まった私は、

「病気は浄化作用』に従って治療してみよう」
と家族にも話して取り組むことにしました。

「自然治癒力は天から与えられているものです。現代社会では軽視されがちな場面もありますが、決して軽んずべきものではありません。しっかり勉強すれば、運命の転換すらできるほど、尊いものです。その自然治癒力は、すなわち浄化力というものです。自然治癒力というのは病気治しのように感じられますが、浄化力と言えば健康体になる力のように思えるでしょう。事実、健康体になるのです。その浄化力を手先に集中して、体内の毒素を排泄するので浄化法なのです。私もこれでこの通り、毎日元気です」

Hさんは、決意した私をそう励ましてくれました。

私はそのアドバイスに従って、新たな生活、闘いをスタートさせたのでした。

日ごとに気分が好転するのが感じられました。毎日寝汗がぐっしょり出ました。その汗の臭い、それは強烈でした。身体から毒素がにじみ出ているようでした。

第二章　五つの大病との闘い——内臓障害と負傷からの復元

「使用した薬が出るのです」とは、親戚のEさんの助言です。下着の色が黄色くなりました。お小水もお通じも今までの倍くらい出るようになり、食欲も湧いてきました。

（これで治るのかもしれない）

前方にかすかな〝灯り〟を感じた私は、Eさんの助言もあって、服薬は一時中止して様子を見ることにしたのです。

当時私は、痔ろうの座薬は毎日二回使用しているばかりでなく、昭和二十三年に病気になって以来、ビタミンB_1の注射を日に二回の他、総合栄養剤の服用、朝晩にのど薬の塗布など……に努めてきたのですが、これらを一時中止したのです。

薬の中止には大変迷いましたが決心が大切と、実験のつもりで中止したのです。

不安の数日が続きましたが、次第に身体の方が楽になっていくのが自覚できました。

（私には薬は合わないのかもしれない。薬害薬毒ということが、事実あるのかもしれない）

併せて二十八歳の時以来、毎月かかり付けていたマッサージ師さんからの施術も中止

しました。

(『病気は浄化作用』……体内毒素の清掃作用……)

毎日、何度も何度も自分に言い聞かせました。

Eさんの付きっきりに近い指導をいただきながら、三ヵ月が経ちました。年末、今までにない明るい気分にもなり、正月には久し振りで一家和楽の元旦を迎えることができたのです。そして翌年の、いわゆる浄化法と取り組んでから約一年後の八月頃には全快したのでしょう。お尻は気にならなくなったのでした。

生まれて初めて病気を医薬でなく、自然の理法に基づいて治したのです。まだ信じられない理論ですが、現実に私の身体が答えてくれました。

(こんなことがあっていいのだろうか。私は夢を見ているのだろうか)

自然の理法の理屈にとりあえず納得し、体感した私でしたが、それでも不思議に思われました。

いつのことだったか、甲府の親戚で見かけた、痔を手術した人の歩き方が目に浮かび

第二章　五つの大病との闘い——内臓障害と負傷からの復元

ました。

（私は助かったのだ。手術をしなくて助かったのだ……）

うれしさのあまり、涙がとめどなく流れました。

（これまで猪突猛進のように進んできた私……）

「お前は勝手が強すぎる」

という母の声を常々聞いていた若かりし頃……。

自分の非力を感じ、大自然の偉大な力が理解できて初めて、人並みに後ろを振り返ってみる心の余裕が生まれてきたのでした。

『四十而不惑』（四十にして惑わず）と中国の賢者は言いましたが、その反対に、

（私は四十から新たに勉強してみよう。日暮れの道であろうとトボトボ歩いていこう）

私はそう思いました。自分の心が次第に決まっていくようでした。

二、右足甲骨折・足踵（そくしょう）骨折

　昭和三十七年一月、町内消防団の出初め式の演習直前のことでした。ガソリンポンプを台車から降ろす時、同僚が誤って台車を手放してしまったので、台車のL字型の鉄が私の右足の甲に落ちてきたのです。その瞬間〝ボキッ！〟と鈍い音がして、私の両眼から星が飛びました。

　生まれて初めての衝撃と感覚でした。

　その直後、周囲は真っ暗になり、全身がカッと熱くなり、そして次の瞬間には冷たくなっていきました。私はその場に座ったのか……よく分かりませんでした。

　ともかく、同僚が自宅まで送り届けてくれたのでした。

　床に就くと同時に猛烈な寒気から、震えが起こり、止まらなくなりました。

　その後強烈な発熱だったようで確かな記憶がありませんが、親戚のEさんや妻が代わ

第二章　五つの大病との闘い——内臓障害と負傷からの復元

る代わる、浄化法によって看病してくれたとのことでした。
そのお陰で翌日はだいぶ落ち着きました。思わず右足を見ると、右膝関節の少し下から爪先までが鉛色になり、足の形もないほどに腫れ上って、自分ながら恐ろしく感じました。
高熱は続き、ほとんど食べることはできません。終日、ひたすら水をガブガブ飲みました。汗は流れ放題のようで、お小水が血の濃いもののようでした。
事故から三日目、ようやく這ってトイレに行くことができました。お通じの複雑な色と強い臭いに驚きました。右足の爪先がグラグラするので右を下にして休みました。
一週間くらいで起き上がり、二週間くらいで少々踵を頼りに歩けるようになりました。
もちろん、病院での診察を勧める人もいましたが、すべては自然浄化作用と考え、ジッと我慢して経過を見ていました。
"砕けた部分"は初め凹んでいましたが、二週間くらい経過した頃でしょうか、静かに触ると、ブヨブヨとした感覚はあるものの、形状は元に戻っていました。
（ああ、元通りになるのだ……心配せずに静かに静養しよう）

私は心に決めました。

どうやら歩けるようになったのは二月初めでしょうか。

歩き始めて、また驚きました。右足首の古傷による硬直がなくなっているのです。この時の感覚は夢のようでした。一生、いつ解決するか……と思っていたのですが、それが解決したのです。今回の事故・負傷による高熱で霧散したのです。高熱により踵の部分の毒血が浄化精算され、全快したのでした。

……昭和十七年、軍務服役中、私はある事故に遭い、右肺強打、右足踵骨折の負傷を負いました。その結果、当時の第一陸軍病院から帰還させられたという実に不名誉な経験をしています。

それ以来、私の右踵は直角のまま曲らず、日常生活上でも不自由していました。

昭和十九年頃、青年学徒とともに身延山七面山（みのぶさんしちめんざん）に強行軍をしたことがありました。この時の惨めな思いが忘れられないでいました。

登りはよかったのですが、私の踵の状態では下りが問題でした。前向きは無理なので、

第二章　五つの大病との闘い──内臓障害と負傷からの復元

後ろ向きに杖をたよりに下りたのです。それでも心もとなく、中途より幾人かの青年の助けを借りて……ようやく下りることができたのでした。

その〝古傷〟が不慮の怪我で解決したのです。天にも昇る喜びでした。(浄化とはこういうものなのか。高熱を我慢したので解決したのだ、高熱により右足踵の固結が溶解され排泄されたのだ)れたのでした。

六カ月……、つまり不慮の怪我から一年が経った時、すべての足のトラブルから解放され六カ月くらいで普通に歩けるようになりましたが、全く意識しなくなるまでにさらに

三、十二指腸潰瘍(かいよう)

昭和四十八年四月、私は身体の不調を感じていました。身体が重くてだるく、食欲は減退……。周囲の勧めにより甲府のO医院で受診、レントゲン検査も行いました。この

病院のレントゲンは、そのまま自分の目で内臓の状態を確認することができました。
担当の先生は私の十二指腸を指で示して言いました。
「これは大変です。ホラこの通り、貴方の十二指腸は全部真っ黒です。これは重症ですから、すぐ入院して手術を致しましょう」
いきなり、十二指腸潰瘍を宣告されたのです。
私は戸惑いましたが、「ひとまず帰ります」と医者に告げ、帰宅しました。
周囲はもちろん、入院を勧めました。
「手術は仕方がない。重態で動けなくなる前に入院を……」
しかし、「浄化の理(ことわり)」が間違っていなければ、内臓の病気も解決するはずです。
(今まで受けた浄化の体験から、自分の責任で解決しよう。周囲に迷惑のかからないように……)
私は浄化に身を任せることに決めました。

(人間は何らかの使命があって生かされている。そのために身体を多少動かすのも自然、

第二章　五つの大病との闘い——内臓障害と負傷からの復元

病気は浄化作用でこれも自然……。自然には無理がない……。であるなら、動きを止めないで、動きの中で病気は浄化され、消滅してゆくことが考えられる……）

理屈屋の私なりの考えから、多少の動きの中で浄化を進めようと、我慢のできるうちは動きました。

間もなく、食欲は急激に低下し、今までの食べ物がのどを通らなくなりました。

これまで、どこでも、何でも食べてきた私でしたが、思い切って、自然食一辺到に切り替えてみようと思い立ちました。

有機農法……自然の理法に基づいて栽培した米、野菜のみの食事に切り替えました。

しかし、量が摂れないことと、やはり普通の調理法ではのどを通りにくいこともあって、少々工夫が必要でした。私は有機農法で取れた米と野菜を全く姿のなくなるまでドロドロになるまで煮込んで、すすり込みました。

これはなかなか有効でした。抵抗なく食べられるようになったところで、昼食の弁当にもこれを持参して食べました。ひどい病状の時でも自然食は難なく通ったのです。

お小水は黄色の時が多く、お通じは臭気が強く回数も量も多くなりました。寝汗をよくかき、水を終日飲みました。この時ほど、水が美味しいと感じたこともありませんでした。水によって身体の中が洗われていく感じがしました。

生水も自然であるので、浄化を促進してくれるのです。

しかし、確実に体力は落ちているようでした。両足がフラフラになりがちで、家族によくさすってもらったものでした。当時は砂利道が多く、坂道ではよく転んだので、両手の肘の生傷は絶えませんでした。

体力は衰え、時に不安にもなりましたが、不思議にも月日が進むほど、身体の奥底から新しい力が湧いてくるのが感じられました。

（家族に助けられ、浄化力の支援も受けている。後は私の〝我慢〟……時期を待つことだ）

十月の中頃、急に食欲が湧いてきたようでした。普通食が欲しくなりました。自分の思い通り、普通食は美味しくのどを通りました。

第二章　五つの大病との闘い──内臓障害と負傷からの復元

家族一同、天にも昇る喜びと感謝で沸きました。
（ついに……私は治った！）
私は半年ぶりに病院でレントゲン検査を受けました。
真っ白になった十二指腸が画面でハッキリと確認できました。思わず涙がにじんできました。
（浄化作用の真実さ、ありがたさ……私は救われたのだ）
忘れられないひとときでした。

四、胃潰瘍

平成四年二月、私は東京のK病院での診察を受け、「重症の胃潰瘍」と診断され、「即時入院、手術」を勧められました。前年の余りにも無理な生活の結果が大きな原因、と自身でも思いました。

しかし、私には「浄化法」という心強い〝味方〟がついています。
「家に帰ってしばらく静養したい」
私は医師に対して、自然にそう言いました。
これを聞いた医師は当然の如く、目を丸くしました。
「重症のまま帰るのは危険です」
医師はなかなか納得してくれません。それはもっともな話ではあります。私は仕方なく、以前の経験を披露することにしました。
「十二指腸潰瘍を手術することなく、自然食と自然治癒力により解決したことがあります」
病院側は「それでは」と再度の検査を胃の深部まで行いました。その結果、
「貴方の言われる通り、十二指腸潰瘍の痕跡があります」と。
今度は私がびっくりしました。痕跡があるとは……。医学の研究結果は微細にまで及んでいることを再認識させられたのです。
そして何人かの医師が集まっての協議が始まりました。詳細は分かりませんでしたが、

第二章　五つの大病との闘い──内臓障害と負傷からの復元

「重病人をそのまま帰すのは、医師の責任にも関わる」
とのことのようでした。現代医学では至極当然の成り行きです。
「家に帰ってしばらく静養したい」
どうしても手術は避けたいという私の気持ちも変わりません。長時間のやり取りの結果、医師はついに折れて、私の意見を尊重してくれました。
（誠意ある医師に済まない……）
私は心を鬼にしたような気持ちで、家路についたのでした。

毎日適度の休養を取りました。食事は自然栽培でできた野菜や米の流動食に切り替え、自然治癒力を集中した浄化法を家族からも受け、今までの体験から自分自身での浄化法による体内の自然治癒力に沿った療養に努めました。

私の身体の大きな病気の解決には、いつも大小便と寝汗がつきものでした。この時はやはり、身体の中もだいぶ良好に変化していたのでしょうか。大小便もそれほど大きな変化はな

く、寝汗は出ても、時にそのまま眠りました。汗の痕跡が残らないように、汗もだいぶきれいになった、と思われました
（たとえ症状の重い病気でも、重症であればあるほど、結果は大きく健康体に変わらせてもらえる……）
私は改めて学びました。
また、永年の自然食の生活も、身体の中をきれいにしていた、と考えられます。
（血液が酸性からアルカリ性に転換しているのではないか）
病気とは身体の中の汚染毒血の精算排泄活動であると、何のためらいもなく自然に思えるようになっていましたので、この時の胃潰瘍の解決には、細かい部分には心を砕きながらも、不安はほとんどなかったのです。

第二章　五つの大病との闘い──内臓障害と負傷からの復元

五、虫垂炎・左尿管結石

平成五年三月八日、所用のため甲府市に行った帰り、身体の異常に気がつきました。帰宅してすぐ床に就きました。やや高熱でした。

翌朝になっても、熱と全身のだるさで起きられず、終日ほとんど夢の中のようでした。食欲もありません。次の日もほとんど無我の状態でした。時にアチコチの痛さがありますが、この二日間のことはほとんど覚えていないのです。

四日目の午後のことだったでしょうか。末の孫娘が、

「おじいちゃんがこんなに幾日も休むなんて初めてですね」

と枕元で言いました。

ふと我を取り戻してみると、右腹に痛みを感じます。見れば、盲腸と思われる所が相当赤く腫れ上がって、時にうずきます。家族にも見てもらいました。

(身体がだいぶ疲れているのか……一体どうしたのだろうか)

その後、熱は下がりましたが、疲労感は消えません。私は仕事を加減しながら、毎日を送っていました。

そして二十八日の朝だったでしょうか、私は暗闇の中で目が覚めました。それは自分の大きな唸り声によってでした。身体は思うように動きません。どこの痛みのために唸っているのかも、全く分かりませんでした。闇の中で、身体の底からしぼり出されるような唸り声の連続……どうしらいのか、何も考えられないほどの苦痛でした。

「おじいちゃん我慢して」

娘の声がしました。

私はその声を頼りに、やっとの思いで声を出しました。

「電灯を点けてちょうだい」

「電灯は点いておりますよ」

「でも暗いじゃないか」

第二章　五つの大病との闘い──内臓障害と負傷からの復元

「電灯はちゃんと点けてありますよ」

今度は妻の声でした。

（ああ、目が見えなくなったのだ……）

私の声は、唸り声というより呻き声といった方がよかったかもしれません。

「今、救急車をお願いしますよ」　間もなく来ますよ」

「誰が救急車を呼べと言った……断ってくれ」

娘が断りの連絡を入れに立ったようでした。

そうこうするうちに、私の身体がどんどん冷たくなっていきました。娘と妻、二人の浄化法による手当ての手が、火のようにたまらなく熱く感じられました。

（これが最期か、それなりの準備をしておかなかったのは失策だった……でも仕方ない。心を静かに、あわてることない最期でありたい……）

私は覚悟しました。しかし、その一方で一つの不安も浮かびました。

（……そうだ。このまま死んだら私は検視解剖され、妻と娘は保護責任者遺棄致死罪の

容疑を受けるかもしれない）

「俺は病院に行くよ。家の車で連れて行ってくれ」

私は呻きました。

間もなく娘が「準備できました」と。

私は出入り口と思われる方向に這って動きました。そして出入り口の敷居に手が触れた時、目が見えるようになりました。廊下をさらに這って車に乗った時は、ホッとしました。

痛みはだいぶ引いていたようでした。消防署の前で娘は私を救急車に移しました。私の意識は朦朧としていました。病院の入り口で、ガタンという音を聞きましたが、気がついた時はベッドの上に横たわっていたのです。I病院でした。

最初の日はほとんど眠っていました。二日目、寝台の頭に副院長、外科部長、さらにもう一名……計三名の医師の名前が並んでいました。

私を診察して、「虫垂炎」はすぐ判明したようでしたが、

第二章　五つの大病との闘い──内臓障害と負傷からの復元

「他の病気がなかなか分からないので、手術を延ばしていた」
ということでした。
検査の結果、虫垂炎の他に、左尿管結石が発見されました。
三日目の朝、検温に来られた看護師さんに、私はお願いしました。
「明日退院させて下さるよう、先生に伝言して下さい」
「ええっ!?　ご冗談でしょう!?」
看護師さんの驚きは尋常ではありませんでした。
（あの晩、人生の終わりだったのでは。医師の診察をしてもらい、いろいろな人にこんな親切にお世話を受け、これ以上は……けじめをつける時……）
「このままの身体で帰るのは大変危険です」
副院長先生、外科部長先生、看護師さんが真情溢れる言葉で説諭してくれました。

長い時間のやり取りであったと思います。

言葉に窮した私は、

「私の身体は私に任せて下さい」

と懇願し続けました。

先生方は、最後は〝根負け〟といった格好で、私のわがままを聞き入れてくれました。

「退院して病気が重くなったらいつでも来るんですよ。病院ではいつでも待っています」

「ありがとうございます」

入院して四日目の午後、厚くお礼を述べて、帰宅することになりました。

以来、数回診察を受けに病院を訪ねました。先生方の誠心誠意の診察看護、そして自然治癒力の力と相まって、人生の終焉……を覚悟した私が回生したのです。それだけに現在の私はもちろん、

（生ある限り、あの職務に忠実に、私を世話して下さった医師の真情に対しても、一日もゆるがせなく真実の道に努めていかなければならない）

と思っています。

44

第二章　五つの大病との闘い──内臓障害と負傷からの復元

（あの日以来の私は、私の身体であって私の身体ではない）と思うべきでしょうか。

『病気は浄化作用』の真理そのままに、私の身体は大きく変わりました。食べ物が変わりました。

心に何かゆとりが与えられた感じがします。

大きな病気ほど、身体が大きく変わり、心も大きく変わっていくことを、身をもって体験したのです。

ちょうどその四月からは公私共、今までにない多忙さで、しかも難しいことに当たったのですが、浄化法では家族から大きく助けられ、食事は例の自然食一辺倒の生活をさらに引き締めて努めました。幸い強烈な激痛に見舞われることもなく、薄紙をはぐように、日ごとに快方に向かいました。

現在、盲腸の痛みは全くありません。結石の部分が一年に一、二回、わずかながら違和感を覚える程度です。

第三章 機能障害が復活した

一、左耳聴力の復活

十歳の頃、私は相当重い中耳炎に罹りました。左耳でした。膿の滲出(しんしゅつ)もいやでしたが、その臭いに閉口しました。周囲の人に大変迷惑をかけたと思っています。

富士川を挟んで向こう側のS医院に、父に連れられて数回通いました。学校を早退して富士川の渡し船に乗り、長い河原を歩いて行きました。

ある時、「もう膿も出ないし、治ったのでもう来なくてよい」と医師から言い渡されましたが、私はどうしても治ったとは思えませんでした。膿は出なくなりましたが、耳の中が

第三章　機能障害が復活した

何となくおかしく、その後、一年ごとに聞き取りが困難になり、いつの間にか聞こえなくなっていたので、人知れず苦にしていました。

自然治癒力である浄化法を受けるようになって数年後、左耳の中や周囲、時には左こめかみの部分が、強烈な痛みで、震えることが起きました。そのうちに左耳の中から、ダラッと膿が出て枕を汚したことがありました。そして次第に聞こえるようになったのです。

しかし、平成の初めの頃には、まだかすかにしか声を聞き取れなかったので、事務の時は、左手で受話器を取って右の耳に当てて執務していたのです。

それが、虫垂炎の時の高熱で、完全に聞こえるようになったと思います。今では何の支障もありません。

二、老眼鏡を外す

五十五歳くらいの時から次第に視力が低下しましたので、老眼鏡を使用することになり

ました。掛けたり外したり、本当に面倒なものでしたが、仕方ありません。私は若い頃から、視力は自慢するほどでしたが、老化現象とあってはやむを得ません。自宅はもちろん、事務机の中にも、作業小屋の机の中にも、それなりに準備しておきました。本当に余分のことといつも思っていました。

（時間をかければ何とかなるはずだ。浄化の理論から……）

自然治癒力の集中施術です。

浄化法を施すと、最初冷たい眼球と目の周囲が、時に温かくなり、その後冷たくなる、という繰り返しでした。涙が毎日よく出て、眼球が痛い時もありました。そして次第に眼の中の汚血が浄化されるに従って、眼の周囲もだいぶ温かくなってきました。まだ相当汚血があるのでしょう。涙も一日中出ている状態です。さらに浄化して、不自由のない視力が回復すると確信しています。現在、新聞が読める程度にまで回復しました。

第三章　機能障害が復活した

三、鼻病解消

　大正・昭和初期の子どもはよく鼻汁をたらしていました。私は幼少の頃から、あまり出ない方でした。今思えば、その頃すでに病気を持っていたのでしょう。なぜならば、浄化法の考えでは、鼻汁はどうやら脳が活動して生じる残渣（ざんさ）(残りかす)であるようですから……。

　十七歳の時だったでしょうか、八月末に重い風邪を引いたことがありました。それ以来、鼻汁が臭い出したのです。

　三カ所の専門医に診察してもらった結果、いずれの医師からも、「左蓄膿症」「右鼻中隔（みぎびちゅうかく）彎曲症（わんきょくしょう）」「萎縮性鼻炎」と、三つの病名を告げられました。

　そのうちの「萎縮性鼻炎は治せない病気」と宣告され、甲府市のT医院で、まず右鼻中

隔彎曲症の手術を受けて骨を削り取り、続いて左蓄膿症の手術を行いました。結果は頭が軽くなり、目はハッキリ見えるようになりました。しかし、身体の方がスッキリしませんでした。そして間もなく、一時はスッキリした頭が痛み出しました。手術の痕がサッパリせず、一年くらい経過した時から神経衰弱的な身体になり、本当に困惑してしまいました。さらにはせっかく手術をした左蓄膿症も再発したのでした。以来、再手術する気にもなれず、病気を引きずって日々を送っていました。

昭和三十八年の春のことでした。当時は熱心に毎日（自然治癒力による）浄化法の勉強を家庭で行っていました。

ある日、風邪に罹ったようで寝込んでしまいました。猛烈な高熱に見舞われ、水をガブガブ飲んで臥せっていました。間もなく頭が重くなり……それは、それは本当に重くて枕から上げられないほどでした。そのうち、蓄膿症の膿が出るわ、出るわ……。

八畳間に一人で寝ていましたが、その部屋いっぱいに悪臭が漂い、自分ながら辟易(へきえき)しました。

第三章　機能障害が復活した

しかし、しばらくすると、膿汁が出切ったのか、頭が軽くなり、視力はパッチリし、肩は軽くなり、首から上が、生まれて初めて爽快になりました。頭も軽くなり、頭の中を空気がスイスイ通るような感じがしました。驚きました。そして左鼻孔もスイスイ呼吸ができるようになったのです。

浄化とはこういうことでしょうか。

私は、蓄膿とは頭に膿が溜まる病気だと理解しています。だから頭が重く、スッキリしないのです。

(蓄膿の手術は、膿が下りてきた顔の部分の物を取るのだから、肝心の頭の中の膿はそのまま。手術は一時的な気休め……)

西洋医学に対する私なりの解釈です。以来、蓄膿はなくなりました。

萎縮性鼻炎の方も現在相当改善されてきているようです。医学では解決できないこの病気が、身体に浄化力がついてくると、次第に変化し始めたのです。動き出して分かりました。鼻の上部と両眼の部分や額の部分が常に冷たかったのが、次第に温かみが出てきました。

51

どうやら、この部分に毒血が固結しており、視力を低下させ、鼻の通気と鼻汁の流出を妨害しているようです。ですからその部分が温かくなるほど、鼻の働きも良好になり、さらに目の周囲も温かくなり、視力が回復するようです。微妙な作用が、毎日の身体の動きから読みとれました。

長い間の鼻の病も後少々で、すべて解決すると思われる最近なのです。このようにして西洋医学で「不治」と言われている病でも、浄化の理により解決していくのです。それはただ一点……『熱』の然らしめることです。熱は尊いものです。ありがたいものです。

第三章　機能障害が復活した

四、扁桃腺炎解決

昭和二十三年春、私は身体が動かなくなって床に臥せっていました。外は桜の花が咲き誇っている頃でした。往診の医師は「脚気」と診断しました。動悸がし、胃はシクシク痛み、強烈な苦痛が時々、腹を襲いました。足はだるく、頭は重く……、身体中が病を抱えたような症状でした。

医師の指示に従って療養に努めた結果、一カ月くらいで起き上がることができるようになりましたが、半病人の状態でした。これではしばらく駄目だと自分も周囲も感じていました。

この時点での医師の診断は「慢性の全身脚気」です。周囲では、「生命の危険もある」とまで思っていたようです。

（仕方ない、数年静養に努めよう）

そう、自分に言い聞かせました。夏になっても水の中に入れません。水に入ると足から身体が硬直するのです。扁桃腺も強い炎症が始まりました。

私はある意味で"薬漬け"の生活に突入しました。当時はそれしか選択肢がなかったのですが……。

ビタミンB₁の注射を毎日受けました。片方の手が硬くなれば、もう一方の手に替えて続けました。手の次は上肢でした。扁桃腺炎に対しては、毎日一、二回の塗布薬です。さらには総合栄養剤を連日服用しました。私専用の薬箱が設けられたくらいです。

肩の凝りに対しては、毎月、マッサージ師さんの施術を受けました。しかし、鍼灸、漢方薬、温泉療法、いずれも一時的なものようで、根本的な改善には至りませんでした。両腕、両足上肢とローテーションして続けた連日の注射も、体調が幾分か上向く効果しか感じられませんでした。

今思えば、薬が効いた……というより、自分の中からの自然治癒力によって、少しずつ体調が上向いたのではないでしょうか。

第三章　機能障害が復活した

三年ほど療養した後、仕事に就きましたが、疲れやすく、服薬と注射は旅行にも持参して続けました。本当に薬漬けの生活でした。

中でも扁桃腺炎用の塗布薬「R」は苦痛を伴いました。塗布により、扁桃腺は、赤色から鉛色に変わり、周囲も次第に変色しました。「R」特有のしみ込むような痛みは、扁桃腺ばかりでなく、食道から胃に及び、大変苦しい思いをしたものでした。

当然、気管支も影響を受けたのでしょう。声は出にくくなり、グループの酒宴では歌えなくなりました。

昭和三十五年秋までの十三年間にわたり、施用した薬の量は相当なものです。病気を解決したい、健康になりたいとの悲願のゆえであったことは確かなのですが……。

『病気は浄化作用』であり、薬の害毒を知ってから、一服の薬も使用せず、次第に回復して、今では大きな声も、皆とともに歌うことも、何のためらいもなくなったのです。

紫色ののどとその周囲も、年ごとに色も変わり、今では通常通りになりました。

55

私は『病気は浄化作用』の勉強から、病気は解決された上に、大きく救われたのです。
真理の道は険しいが実践すれば必ず結果が得られるのです。

五、腰痛解決

昭和五十一年の秋、ギックリ腰か、私は急激な腰痛に見舞われ、その場で動けなくなってしまいました。

丸一日、部分的にも動かすことができず、腰がバラバラになった感じでした。発熱もあったので、水をたくさん飲みました。

トイレに這って行くのにも腰に力が入りません。両腕で何かにつかまり、恐る恐る前に進んだほどでした。腰は身体の要（かなめ）……腰という字の意味がつくづく分かりました。

二日目、少々動けるようになり食事も取ることができました。三日目にようやく座ることができましたが、歩行は困難でした。

56

第三章　機能障害が復活した

怖々とでしたが、何とか歩けるようになったのは、五日目のことでした。この時は腰と足がずいぶん軽くなっていました。浄化法のお陰です。

以来、およそ十五年くらいでしょうか、腰が痛いことは全くありません。老人クラブの共同奉仕作業の時に、重く感ずることがありますが、痛みは全くありません。老人クラブの共同奉仕作業の時に、ほとんどの人は「足腰に疲れがくる」と言いますが、私は特別に休まなくても動けるので、「よく動けますね」と驚嘆されるくらいです。

若い時からの腰痛から脱け出すために、さらに汚染物質の毒血が排泄される浄化作用の勉強から、長い間絶えず、暇さえあれば脚も足先も自分でもんだり、さすったりしてきました。

老人クラブの集会では、「手足をもむことを常時行っていれば、足腰が軽く楽になります」とアドバイスもしています。

腰痛の人は腰に相当量の毒血が溜まっている、と考えられます。それによって、単に腰痛だけでなく、男性も女性も腰付近の器能に支障を生じ、各種の病気となるのですから、若

い時から配慮し努力を続けることが大切なことです。
なお、右足踵が直角に硬直していたのが解消したことは、前項（二十九ページ）で述べた通りです。

第四章 病気や機能障害を解決した力

一、病気は浄化作用

病気は血液の汚染（毒素）から発生すると言われています。私は自分の身体が病体から健康体に変化する過程で、これが真実だと思っています。人間誰でも大なり小なり血液は汚染されているものです。

毎日の食事の中に含まれている数多くの食品添加物。そして農産物内の残留農薬、化学肥料や、子どもの時から使用した薬、さらには各種食べ物の中の化学物質、水の汚染物質、空気の汚染物質……数え切れないほどたくさんあります。

これらはすべて化学物質です。今、我々の生活環境は化学物質に囲まれている、と言

っても過言ではないでしょう。各自が身体に受ける量は相当のもののはずです。その他毎日自分にも、悪い心、悪い言葉、悪い行いなどがあり、その家の先祖様の分からも受けて生まれてきている、とも言われますが、私はこれらすべて事実と思います。これらの総合の上に生きている私達は、大変な量の毒素を背負っているわけで、これらはすべて毒血となります。

もちろん、その反対の善徳の部分も相当ありますので、心配のみに走る必要はありません。

この毒血は多いほど、身体に悪い影響を与えます。これを体外に出してやろうとするのが病気現象なのです。だから、病気とは本来有益なありがたいものなのですが、いつの時代からか誤って伝えられてきた結果、「病気＝悪いもの」との理解になっているのではないでしょうか。

元来人間は造物主、あるいは大自然の中で創られた存在で、創られるには創られる必要があったのですから、その造り主からすれば、人間が汚染され身体も不自由になるこ

第四章　病気や機能障害を解決した力

とは、その目的を達成することができなくなる……。よって、これらの障害物である毒血を排除しようとするのは当然のことだと思うわけです。

その力が自然治癒力と呼ばれている、各自の身体に具(そな)わっている力なのです。

「自然治癒力」は病気的観点から呼称されています。本来は体内毒素の排除をする力ですから、自然浄化力と表現した方が本来の働きからして適切だと思います。

従って自然浄化力と自然治癒力は同根同一のものです。

私は身体と病気のことを、長い間検討しているうちに、自然浄化力と表現した方が適切であり、明るく建設的な良い言葉であると実感しています。

……『病気は浄化作用』という理論が少しばかりでもご理解いただけたかと思います。

その力を行使して病気を解決し、健康になるための浄化法については後で述べることにします。ここでは体内の毒素が排泄される一例として風邪について解説してみることにしましょう。

風邪は四季の移り変わり目によく引くものです。体内の活動がその季節に順応して活

61

動できるように、体内の汚染物質（毒素）を体外に排泄するのです。通常一週間くらいでしょうか。その間〝我慢〟していれば体内毒素は排泄され、風邪は治り、元気になるのです。

しかし、現代のスピード時代で生活している我々は、なかなか〝我慢〟ができないばかりでなく、「その時間がもったいない」と焦ってしまいがちです。

風邪は時として発熱を伴います。体温計を確認して「これは大変」となるわけですが、この熱によって体内の汚染物質が溶解し、排泄されるのですから、熱は大切なものです。この熱を恐ろしいものと思っては誤解の元です。

熱によって排泄されるものは、セキ、タン、鼻汁、涙、下痢、寝汗等々です。体外に出るものは何でも、出るほど良い、と理解して下さい。出るほど、身体は爽快になり健康体に戻るでしょう。

これが風邪です。風邪を引くことにより、身体の毒素は減少するのです。風邪を引くことは一種の身体の内の掃除、車で言うオーバーホールと考えていいでしょう。生きる上に重要な生理活動なのです。

第四章　病気や機能障害を解決した力

もし、薬などで風邪を抑え込めば、どうなるでしょう。その時はそれで都合良いかもしれません。しかし、体内の毒素はいずれかの部分に溜まってしまいますので、いつの日かは排泄活動……となります。そしてその排泄をも抑え続けようとすれば、日常生活に支障を来たすような現象が表れることになるでしょう。

二、薬を使わずに健康になるのは

ここまでも多少述べてきましたが、「病気は悪化作用」と思えばどうしても、これを防止するための手段として、薬を使わざるを得なくなるでしょう。現在使用している薬はすべて、「病気は悪化作用」である、との前提に立って研究開発されたものと理解していいでしょう。

セキ止め、熱止め、痛み止め……等々、すべて病気症状を抑制するために、本来の毒

物の一部を薬として使用しているのですから、体内の毒素の排泄を阻止する一方、薬害として後に身体に残る、ということも考える必要があるのです。

『病気は浄化作用』であり、その人の本来の健康体に復元するために、体内毒素の排泄が病気現象として表れるのです。それは毒素排泄のための一時の現象であるわけですから、薬を使わない方がスムースに解決するのです。

「薬を使用しないと心配になる」のは私達の長い間の習慣から思うことで、「決して心配はいらない」と、私は実体験から、声を大にしたいところです。

三、熱と水の働き

我々人間の平熱は一般的に三十六度前後だと思います。

体内の汚濁(おだく)である毒素を排泄するには、それ以上の熱が必要なのです。

自然界に生きている我々に、その自然界の働きによって、体内の毒素を排除しようと

第四章　病気や機能障害を解決した力

する作用が働いた時、平熱より高い熱を出します。熱が毒素を溶解して排泄するのです。熱が上がるのは一つの自然現象ですから、それに順応すべきなのです。それをいつの時代からか錯覚して、「熱は恐ろしいもの」となったのでしょう。

事実、発熱した時ジッと我慢して、身体の変化をみていると分かります。

その時、その人に必要なだけの高熱となるのです。その度合いは毒素溶解排泄のために必要な体温です。

ですからこれを抑止してしまうと、体毒はそれだけ身体に残り、次第に毒素の量が増えていきます。そして次の浄化作用（病気）が行われる時、前よりも高い熱を出して排泄しなければならなくなります。熱を抑えることは長い目で見る限り、その人には損失となることがお分かりになると思います。

私の右足首の硬直が、右足甲の骨折時の高熱で正常になったのは、その時の高熱によって浄化されたことによるものです。左耳が次第に聞こえるようになっていく過程では、耳そのものの発熱の時もありましたが、虫垂炎の時の全身の高熱により、耳の毒血もそ

の影響を受けて溶解排泄されたと理解しています。

誰が、いつ、どのような熱が出ようとも、すべて必要があって、その時その時、適切な高さになると思います。これが自然現象なのです。このことが次第に分かってくるでしょう。

私自身、理解が深まるほどに、自然現象には一つのムダもないと思うようになったのです。水は溶解時に必要で、さらには排泄の運搬役も務めてくれます。ですから大小便はもちろん、汗も本当に尊い働きだと思います。

大小便はもちろん、汗の中にも時には飲んだ薬品の臭いがすることがあります。

四、自然治癒力と自然浄化力

昔から自然治癒力については、いろいろと言われてきました。終戦後、西洋医学が急

第四章　病気や機能障害を解決した力

速に拡大し、病気に対して西洋医学が〝一人歩き〟しているような世相となりました。西洋医学の発達によって、自然治癒力は無視されたのでしょうか。全く姿を消したかのようで、わずかに巷の治療の中に細々と伝ってきました。

「病気は浄化作用」の項（五十九ページ）で、基本的なことを述べましたが、最近、医学が進歩したという半面、どうしたことか難病奇病が続発しています。そしてその名の通り、いずれの病気も解決するのが困難であるのが現状です。

医学の理論は立派でも、病気の解決にはほど遠いものがあるだけに、「自然治癒力」に注目が集まり始めています。

私は「自然治癒力」と言うと病気治しと聞こえがちなので、「自然浄化法」（略称：浄化法）と呼称した方が、健康体をつくる願いからして、適切だと思っているので、日頃「浄化法」と呼んでいます。

医学の病気治療時はもちろん、予防医学において各種の予防注射が行われています。

しかし、それはことごとく、病気の原因となる「毒血」を身体の中に溜め、自然治癒力を体内に抑え込んでいる、と考えて差し支えないのではないでしょうか。

現代医学と自然治癒力は相反する作用……現代医学が薬などを与えていく「体毒プラスの医療」だとすれば、自らの力で体毒を排泄していく自然治癒力は「体毒マイナスの医療」と表現できるでしょう。

従って、現代医療を受けるほど体内は汚染され、自然治癒力を利用した人ほど体内は浄血されますので、高年齢になるほどその違いは大きくなることが分かります。

現代は、人類始まって以来の学問普及の時代です。私達自身も、もっと医学も薬学も勉強する必要がありそうです。

いかがでしょうか。

医学に依存するほどに、毒血は体内に溜積（りゅうせき）することになるのです。これが最近特に注目されてきた、子どもの病気、老人の病気の原因にもなっているのではないかと思われるゆえんです。

第四章　病気や機能障害を解決した力

いかに人智を究めたとしても、大自然の営みにはかないません。大自然はこちらが順応していけば、無言のうちに、適切な答を与えてくれます。自然浄化力は、自分で学んでいけばいくほど、的確な形で答を出してくれるはずです。

私はこのことが二十一世紀を迎え、そこに生きる私達の最大の課題であると確信しています。自然から最大の恩恵を受け、心身共に安心立命の生活を送ることが、幸福のうちに天寿を全うする道だと信じています。

この自然治癒力即ち、自然浄化力を強い味方とするには、一つは自分の心の持ち方、一つは他の人から応援していただくことだと確信しています。

自分の心の持ち方とは、一口に言えば自然の理法にかなった生活をすることです。誠の心や言葉で善事を行うことです。善事は、人類に地球にプラスになるのですから、それ自体が順応であり建設になるわけです。

もう一つの他人から支援していただくこと……これが浄化法です。

五、浄化法

長い間病気で苦しんできた私は、私なりに時に一人苦しみ、多くの人の助力もいただいてきました。それだけに病気と健康については真剣に勉強したつもりです。

『病気は浄化作用』とは岡田茂吉師の哲学から学びました。土を愛する私はふとした時に土の浄化力を知りました。

※岡田茂吉師＝（一八八二～一九五五年）。世界救世教教祖。一九五三年、自然農法普及会を発足（現在の財団法人自然農法国際研究開発センター）。

身土不二(しんどふじ)の我々の肉体は、「土の浄化力＝人体の浄化力」と信じられました。自分が純真な心を持って土に接し、土を汚さずきれいにするほど、土に自分が同化されていく

第四章　病気や機能障害を解決した力

ような、自分の身体が変わり、体内の浄化力が強くなるのが分かりました。その力は誰でも身体中から放散されているようですが、自然体に近づくほど、それが強くなり、特に手や手先から放射されます。誰でも時に見えるのです。この力を手先から相手に伝えるのです。訓練するほど誰でも強くなります。

まず、ご家族と行ってみてはいかがでしょう。

浄化力により健康体になるので、浄化法と名付けました。この天地の浄化力を生活の中に活用することにより、前項にも述べたように、体内の毒血は次第に体外に排泄されて、健康体になるわけです。

このようにして私の家族も元気です。私も、年、一年と身体が軽くなって、身体の諸器官が良くなっていくのが分かります。誰でも寿命は分からないと思いますが、年相応に健康のうちに活動を続け、天寿が全うできるのではないかと思っています。

現代、多くの人々は、この浄化の理と反対に、薬を使って病気を抑制してしまうのですから、身体の中の血液はますます汚染されて、病気は次第に悪質化し、性格は暗く身体は重くなっていると思われます。これが青少年の不良化に大きな原因となっているの

ではないでしょうか。

清浄な食材による食事と、浄化法により血液の浄化を図ることが、健康体づくりの要因であろうと考えるのです。

第五章　浄化(健康)法からの学び

一、病弱の四十歳まで

 私は生まれ落ちると息も絶え絶えの虚弱児で、一週間以上、生死不明の状態をさまよっていました。高熱も続きました。父が四十二歳の厄年でもあったこともあり、家族の心配は大変なものであったということです。

 運良く、死に至らずには済んだのですが、その後の発育が悪く、小学校入学早々の遠足は欠席しています。

 当時、毎年二月頃に行われる学芸会では、声が「小さい」と一年の時も二年の時も、役から外されてしまいました。

体操の時間も一人休んで、見学することが度々でした。

私は男子組五十六名中、最も虚弱な生徒だったようです。腹痛が時々起こり、虫歯の痛さも毎年のようで、よく通院しました。左耳の中耳炎で苦しみ、鼻には三つの病……そのうち二つを手術したのでした。社会人になっても身体の不調は続きました。休日が何よりの楽しみでしたので、周囲にも大変お世話になりました。

元気で働いたのも数年……二十八歳で胃腸障害、重症の〝全身脚気〟で倒れ、真夏でも水に入れない状態になりました。以来、医薬のお世話を受け続けてきました。

マッサージ・鍼灸・漢方薬・湯治（とうじ）・神仏の占い等々、健康になるために一心で努力を傾けました。親戚、知人から、さまざまな情報、紹介をいただいたのでした。

しかし、いずれも一時的な効果に終わり、病気の不安から抜け出ることはできませんでした。

マッサージの施術は二十八歳から四十歳余まで毎月続けました。その間、扁桃腺炎時にのどの塗布薬、全身脚気に対しては朝晩のビタミンB_1注射、総合栄養剤の服用……文

第五章 浄化(健康)法からの学び

字通り、薬を頼りの生活を続けました。その結果、全身脚気は幾分好転したようでしたが、痔ろうの方が次第に悪化して、病院で手術を言い渡されました。まさに病気のデパートのような、人生の前半期だったのです。

二、健康を勝ち取った後半の人生

頼りにした医薬にも時折疑問を持つこともありましたが、健康になりたい一念で精一杯努力してきたので、「病気は浄化作用」の理論に触れた時、最初は強い反発を抱きました。しかし、紹介者Hさんの誠意あるアドバイスに「真理」を感じ、自らの身体で実験することにしたのです。

そして前述の通り、数々の病気が解決されるごとに信頼は高まっていきました。

(浄化法は正しい……)

自らの身体で答えを出した私は、これが正しい病気観であり健康体への道である、と

確信するに至ったのです。家族も次々と理解してくれ、病弱の一家も一人、また一人と健康になり、夢のような楽しい家庭になりました。

私の人生は八十歳からが本番であったのでしょうか。

健康になるに従い、子どもの時から「元気になりたい」の悲願が身体に反応したのでしょうか。「動くことの嬉しさ」「働くことの喜び」が湧き、病気は浄化作用の本質から推測して、動きの中に浄化はさらに加速されると思い、ここ十数年はいつの間にか「昼耕夜読」を繰り返しています。

（血液が浄化されると、こんなに身体が軽く、軟らかく、温かくなり、楽しい毎日であるものか……）

何か、もったいなくも思っております。

現在、身体の所々に毒血のあることが分かりますが、これらのものがさらに浄化排泄され、純血になるほど、ますます健康になるのはもちろん、運命もさらに開かれていくと思われる最近です。

第五章　浄化（健康）法からの学び

三、実践からの体得

私自身の変化

病気や身体の不自由な箇所が、順次解決されるたびに、病気は体内毒素の精算排泄作用であることが確認されるとともに、気分もますます爽快になり、毎日が楽しくなりました。

どんな苦痛もかゆみも、その他「身体の異常はすべて浄化である」と素直に受け取ることができるようになりました。慢性的な病気は長くかかりますが、浄化法を受けることによって次第に軽症になり、全快しました。

肌は軟らかくツヤが生まれ、身体は温かくなり疲れも早く回復し、身体はもちろん、心にも余裕が生まれ明るく気楽になりました。

自分で自分の身体の中が分かるようになりました。寒がり屋の私が今ではすっかり変わりました。そして毒血は冷たい、ということも分かったのです。

人に施術して勉強

最初は何も分からないかもしれませんが、回を重ねるうちに何かを感じ、次第に施術力がつきます。夫婦、親子、兄弟、姉妹の間の力は強く、また愛情の濃い人、善徳の多い人、健康な人などの力が強いことが分かるでしょう。

そして長い年月の末には、相手の身体の中の毒血も分かり始めます。すべての病気はその患部はもちろん、ほとんど頭にもあります。やはり頭は〝司令塔〟の役割を務めている、と思われます。

毒素の排泄は、皮膚、目、耳、鼻、口、肛門、陰部などはもちろん、手足の爪先から気体または液状となって排泄されます。時には形をなして出ることがあります。

第五章　浄化(健康)法からの学び

そして日頃、体温が温かい状態であれば、これらのものが排泄されやすいので、身体はもちろん、手足の先や頭も冷さない方が、大切であることが分かりました。

従って軽度の病症であれば、手足の施術だけで内臓の苦痛が緩和され、解決することが明確になりました。

この予想外の偉力ある浄化力は、その人の身体の中から放射されるのですが、自分の力ではないのです。それだけに「焦り」「力み」などの「我」は逆効果になるのです。自分自身が大自然に順応し、その力をお迎えする気持ちが大切であることに気づきました。

弘法大師の悟りのお言葉の一節に、

『行々として円寂に至り、去々として原初に入る』

とありますが、自分の力、自分の我を引っ込める（去々）ほど、大自然（原初）の力が与えられることが浄化法の実践から明確に認識されました。

このような力の活用は、数多くあると思いますが、何より大切なことは継続することではないでしょうか。

甲子園球場での全国高校野球選手権大会の折、胸のお守りに念じるチームの姿を目にします。しかし、日常的に、お守とかお札とかを身に着けて活動するのでしょうか。私は一切身に着けていません。大宇宙の力、大自然の力は念ずることによって、より強い治癒力を授かることが分かったからです。大自然の大愛深奥なる恵みは測り知れない存在です。それに触れることができたのでした。

長い間声帯が枯れ、高血圧、前立腺肥大、痛風の四つの病気を抱え、治療に苦しんでいる方が、薬を服用しつつ浄化法を受けた結果、声が治ったばかりでなく、痛風も痛いと言わなくなりました。

また医学で解決できない婦人病の方は、小児からのリウマチもありましたが、一切服薬せず、浄化法のみでほとんど解決したのです。

さらに病気と言われなくとも、口臭、わきが、体臭を始め、にきび、そばかす等々、すべて身体の異常は解決されることが立証されました。このことから、すべての病気、

80

第五章　浄化(健康)法からの学び

異常は血液を浄化することによって、解決することが明白となったのです。浄化法は病を解決し、「体」を健康にしてくれるだけではありません。「体」と共存している「心身」も静かで穏やかにしてくれるのです。病を解決することができた方は総じて、平和的、友好的に、明るく振る舞われる性格に変化するのが分かります。ここも浄化法の大切なポイントです。

第六章 八十歳からの謝恩生活

一、八十歳記念の富士登山

全く予想もしなかった人生八十歳が、私にも与えられたのです。
いくら長寿の時代とはいえ、病気が次々に解決され、同年輩の人も数少なくなりましたが、その中でも元気のうちに数えられています。
「毎日よく動いていますね」と周囲の人々が、一様に驚嘆しているほどの今日この頃です。
(感謝の印に、何か記念になることを……。関節は時々痛むが……富士山に登ってみようか)
平成十二年四月、そう思い立ちました。

第六章　八十歳からの謝恩生活

八月に入り、上の孫が先般、学友と登山したことを語ってくれました。そして、「お祖父さんが登るのなら案内しますよ」と。

これに勇気づけられた私は富士登山を決意しました。それもこれも浄化法によって、心身の健康を勝ち取ることができたからにほかなりません。私が日本一の富士山に登ることは、大宇宙、大自然、私の周囲のすべての人たちへの感謝の印、と考えたのです。

平成十二年八月二十三日午前七時、富士スバルライン五合目から、山頂へ向け、出発しました。

しかし、さすがに日本一の霊峰です。登るほどに厳しさを増し、私は九合目で疲れ切ってしまいました。足は言う事を聞いてくれません。頂上まではさらに一時間あると言います。

（せっかくここまで登ってきて、下山しなくてはならないのか……）

無念で胸がつまりかけました。

（負けてたまるか。ここで引き返すわけにはいかない）

さまざまな病に打ち克ってきた私です。思わず全身の力を振り絞って、吟詠や小学校唱歌の『富士山』を歌ってみました。
……不思議にも、全く不思議にも、新たな力が湧いてきたのです。午後四時頃、出発から約九時間かかりながらも頂上に立つことができたのです。
御神前にお礼参拝して、家に電話をかけ、無事頂上に到着したことを伝えました。一杯のコーヒーでホッとして疲れもだいぶ和らぎました。すでに頂上に人影はまばらでした。店の主人が、「もう皆さん下山しました。急がないと途中で暗くなりますよ」と教えてくれたので、休む時間もそこそこに下山を始めました。
砂に乗り、身体を横にして、杖を頼りにできるだけのスピードですべり下りました。
暗くなり始めた六合目だったでしょうか、孫が懐中電灯を持って迎えに来てくれました。
この時は本当に嬉しかったものです。
午後七時過ぎには御山(おやま)は真っ暗でした。五合目に四名無事到着しました。
皆で夕食を共にしていると、御山で見た登山案内人が来られ、
「先程の吟詠のおじいちゃんですね。あの声で私のグループも力付けられ、全員登るこ

第六章　八十歳からの謝恩生活

とができました。また来年も来て下さい」
とお褒めの言葉をいただきました。

　　　富士登山　足も進まぬ　九合目

　　　　　　　　吟詠一声　勇わき登る

帰りの車中で、思い出して詠んだものです。

二、百歳自立農業を目指して

　昭和五十三年秋、野菜栽培中、私は不思議な土の変化に気づきました。溝を掘り、生草を埋め込み、その上に土を覆い、種子を蒔きました。野菜は発芽してスクスクと育ちました。これは今までの農業なり、農学上ですら、してはいけないことです。

なぜならば、生草が土になる時、炭酸ガスを発生させ、発芽した芽が枯れてしまうからです。しかし、一向に害が現われないばかりか、スクスクと生育しているのです。とんでもない異変です。

私は実験のため、次の年は、溝にさらにたくさんの生草を入れ、覆土した部分に棒を立て播種しました。そして他の部分と比較したのです。
生草を埋めた所の土の上の野菜は、他の所の野菜よりも、鮮やかな色で瑞々しく生長しました。

この〝奇異なる現象〟を、誰に伝えても理解する者はなく、次第に相手にされなくなりました。私は私一人の課題として、さらに取り組んでいきました。
その後、全国有機農法研究発表会に参加して、農学博士の「土壌微生物の活動」という講演を聞いて、大いに感ずるものがありました。
（ひょっとすると私の畑の土の変化も、土壌微生物の変化によるのではないか）そう思い、以来特に微生物に関心を持ち始めました。

第六章　八十歳からの謝恩生活

有機農法の中で、さらに自然の姿を追究しているのが自然栽培だと思います。当時私も狭い耕地ながらも、毎年栽培し、実験に力を入れていました。土は本来持っている力により、自分で土本来の姿に戻ったのでした。それが私には奇異に取れたのです。長い間化学肥料を施用された土は、土が異常な土質になっているはずです。それを土壌微生物が本来の土に還元したわけです。

今まで全く知らなかった土の偉力、土の浄化力に強い衝撃を受け、深い感動を受けたのでした。

土の偉大な浄化力を学んだのです。同時に、在来の堆肥と自然堆肥との相違を、初めて認識したのでした。

そしてそれが自然食の食材になる農産物を栽培するには、基本的最重要事項であることが分かりました。何気なく行ってきた自然栽培の「自然（たいひ）」という字にこだわった栽培法の、核心に触れたのでした。

化学肥料栽培では各種の病虫害が発生します。有機栽培では病虫害は少なくなりますが、収穫量が少ない……。このへんが栽培者の頭痛の種です。

しかし、自然栽培では病虫害がほとんどありません。これらを並べて検討すれば分かるように、土は土本来の自然の土にするために、反自然の物が土の中に投入されれば、微生物によって本来の土に還元させているのでした。

人体にも同じことが言えます。

最近は文化生活の美名の下で反自然の食材が急増し、それだけ浄化としての病気の発生が多くなっていると思われます。そして大病の時ほど、自然食が身体に受け入れられることが理解できたのです。

この尊い食料を生産して皆様に提供することがいかに重要な活動であるか……理解が深まるほどに、私は生涯、その生産に従事しようと強く思うようになったのです。

昔日、二宮尊徳先生は、

音もなく　香もなく常に　天地(あめつち)は
書かざる経を　繰り返しつつ

第六章　八十歳からの謝恩生活

と詠まれました。どんな経を繰り返しているのか私には大きな課題となりました。

三、永遠の健康家庭を目指して

主として身体について述べてみます。

現在、複雑多様化する社会の中で、浄化とか自浄努力ということに対して、大きな関心が寄せられています。

私の家でも浄化の尊さや、浄化されて良くなる、そしてそれに伴う心の変化などから、浄化される喜びが持てるまで努力を積み上げつつあります。

日頃から体内の汚血が浄化されることに努めれば、大病ということはなくなるはずです。万が一、大病になったとしても、それはその人が大きく変わるチャンスなのですから、それはそれで良いわけです。

浄化して健康になる。

浄化して人間性が高まる。
浄化して運命が拓かれる。
……浄化するほど良いわけです。

ただ、浄化した時の対応が大切です。
つまり、幸不幸の相違は血液が清浄か汚濁しているかで決まるのですから、何よりも血液の清浄化に心掛けることが重要です。
私は「自然食生活」を、食生活の基本にしています。そしてさらに浄化法を相互に行う努力を積み上げつつあります。
現在八人の家族は健康です。かつては病気の多い家庭でしたが、保険組合から表彰されるなど、大きく変わりました。
今までの経験を土台に、自然食生活と、体内の汚染物質を排泄させる、浄化法を軸に生活を積み上げれば、さらに健康で明るく楽しい、家庭が招来されると思っています。

第六章　八十歳からの謝恩生活

現在、私達の身辺でも、各種の公害はもちろんのこと、富士山の爆発、東海地震など、健康面や将来が不安になる予測が種々あります。しかし、自分が健康であり、一朝有事の時は、即応できる自分づくりが大切なのです。その意味で、自分はもちろん他人をも救助できる即応の力として、浄化法は大切だと思います。孫達にもその力の充実強化を図っている次第です。

最近の家族八名の健康状態を表にしてみました。

最近の家族状況

家族	H15年齢	H.6〜10年			H.11〜15年			その他
		入院	通院	日常服薬	入院	通院	日常服薬	
世帯主	54	0	0	0	0	0	0	年定期検診 国予防注射 歯科治療 含まず
妻	48	0	1 (ケガ)	0	0	0	0	
長男	25	0	1 (ハシカ)	0	0	0	0	
次男	23	0	1 (肉離れ)	0	0	0	0	
長女	21	0	1 (ハシカ)	0	0	0	0	
次女	15	0	0	0	0	0	0	
私	83	0	1 (関節炎)	0	0	0	0	
私の妻	82	1 (気胸)	8	0	0	0	0	

第七章 自然食作りのポイント

一、食は命なり

生きていく上で食物を吟味することは、最も大切であるのはもちろんですが、特に重要なことは、そのものの中身ではないでしょうか。

現代の日本は、食糧の生産が年々減少傾向にあります。これは一面、為政上やむを得ないことでしょうが、総じて農業への勤労意欲が急激に低下していることはいかがなものかと思われます。

といって現在の日本が食料難に見舞われているわけではありません。四季を通じて大量の食料が輸入されており、世界で最も食料の豊富な国になっているのです。

第七章　自然食作りのポイント

四季を通じ、店頭に所狭しと、たくさんの品々が陳列されていますが、栽培時の農薬や、輸入時の薬品の使用が懸念されてもいます。国内での栽培時の化学肥料の使用の害も農薬とともに軽視できないことではないでしょうか。

さらに輸入品の中には、遺伝子組み換え栽培の農産物もあり、そうした不安も絶えずつきまとっている現状があります。

また栄養学上から、含有する栄養素については論じられることが多々ありますが、大切な中身についてはほとんど検討されていません。実はここが一番重要なのではないか、と私は考えています。中身とはその農産物の生命力の強弱です。生命力の強い物はいつまでも鮮度が高く、反対に弱い物ほど萎れやすく、早く変質する傾向にあるので、いつまでも原型が崩れにくい物が食材料として最適品だと思うのです。

生命力の強い食物ほど清浄な血液を作り、弱い物ほど血液を汚染しやすいと判断して間違いないと思います。ですから、食材料は健康の良否を決定する一要因になると思う

わけです。

近年、外食産業の発達は、大量生産工業過程上必然的なものだったのでしょうが、食事はできるだけ家庭で心を込めて作られることが、一家和楽の源泉にもなり、子弟の養育上最も大切なことであると思われます。

昨今、青少年の不良化の傾向は、家庭内での食生活が等閑に付されている（おろそかにされている）ことも、大きな原因になっていると、私なりに分析しています。

工場の生産活動も大切ですが、長い目で見る限り、子弟の教育時には家庭内の和楽が第一ですから、夕飯の食卓は最も大切ではないでしょうか。

昔から、「生まれたばかりの人間は、ロクでもない」とも言われています。周囲の人の愛、世話や家庭教育によって、人間として立派に成長していくわけです。愛情を込めて調理された夕飯のひとときが、子弟の心にどれだけ安らぎを与え、豊かな人間をつくっていくか分からないのです。

青少年の不良化が進行している現在、家庭内で親子の深い温かい交流のためにも、まず親がもっともっと子どもの家庭教育に努力する大切な時では……と思えてなりません。

第七章　自然食作りのポイント

二、身土不二

昔から人間は土の化身と言われてきました。

土の上に生き、土から生産された食物を食べ、やがて土に還元されていく……。人間はまさしく土からひとときも離れられない存在なのです。

この考え方、表現は、旧約聖書の中にも見ることができます。

「身土不二」とは十四世紀の中国の仏教書に出てくる言葉です。

人間の身体はその人が住んでいる風土と切り離せない……ということを意味しているのです。

人はこの尊い土を利用するだけ利用して、現代文明を創り上げてきました。

我々は上に向かって伸びることのみを考え、足元はほとんど見ませんでした。そして

気づいた時には、水や空気はもちろん、大地まですっかり汚染してしまったのです。
誰かが言いました……病める大地と……。
これを人間の親子にたとえてみましょう。
自分を生んでくれた母の乳を、吸うだけ吸って成長し、母体がどうであろうとも、全然配慮しなかった。気づいた時には母は危篤の状態になっていた……といったことでしょうか。
文明の発展の美名の下で、各自の生活の便利さ、安易さなどのみ、生活の向上だけを考え、地上から地中まで収奪した結果、公害汚染の火の粉を自分の頭の上に浴びているわけです。
しかし、一度味わった生活の便利さは、後へは戻れません。環境汚染は環境破壊へと進んでいます。文明の発展と、生活の向上のため、認可された化学物質が、複合汚染から積算破壊に進み、取り返しのつかない現状となりつつあります。
これ以上の汚染破壊を防止できるのは、やはり政治と行政以外にはないと思います。
大勇を振って改革すべき、最後の時が来ている……と誰もが思っているのです。

第七章　自然食作りのポイント

小さいことでありますが、地域の生活雑排水処理施設建設に当たり、土壌微生物による、浄化方式で建設した結果、化学物質の集合水である下水が、生水に還元され、魚が住める真水と同等になったことを、参考までに報告しておきます。

前ページの比較表により、土の浄化力の偉大さが明らかに示されました。下水中には強烈な化学物質が混入していても、処理槽の土中を通過する間に、微生物の活動によって、自然の水に浄化されたのでしょう。金魚は嬉々として泳いでいました。

この大地の浄化力を見せつけられ、公害を防止し環境を回復することができるのではないか、真の文明づくりの原点がここにあるのではないかという思いを強くした次第です。

水質比較 (H.12.2.11〜3.14)

区分	2/11開始	2/14	3/5	3/9	3/14	生存	その他
下水処理の放水	液4ℓ 小赤5尾	0	0	0	0	5尾	5尾とも元気。大きくなった
河川水	液4ℓ 小赤5尾	−1	−2	0	−1	1尾	水が濁った
上水道の水	液4ℓ 小赤5尾	0	0	−1	−2	2尾	

① **区分の項**
・下水処理の放水は前ページの施設よりの放水
・河川水は近くの河川の流水
・上水道水は町営の飲料水道水
・金魚は小赤種・ガラス容器

② **結果の項**
・下水処理の放水の部の五尾健在
・河川の水が最も濁った
・下水中の化学物質は土中で完全に浄化され、無害の生水に還元して放流されていた

第七章　自然食作りのポイント

三、無公害自然食

　最高の食材は栽培の方法から始まります。技術的にいかに優れていても、栽培の過程で、化学物質が投入されては、形や大きさはどうであっても、食材としては良質のものとは言えません。

　食物により血液や骨格は作られるのですから、良質の食材により、きれいな血液や、しっかりした骨格が作られると考えていいでしょう。そしてこのことが健康の基礎であり、幸運の要因ともなるのです。

　このように優良な農産物を生産するには、化学肥料や農薬を使用しませんので、一般に行われている農法、経済性を重視した農法では難しいものがあります。

　人智は急速に進みましたが、自然の力からすれば、遠く及ぶものではありません。自然のものには無理がないので、農林水産省指定の有機農法という、化学物質を使わない、

有機物材利用による農法でなくてはできないと思います。

私は昭和三十五年に、たまたま口にすることになった農産物の味から、自分でもその栽培の勉強を始め、徐々にその農産物生産に切り替えました。現在は米や生鮮野菜はもちろん、魚介加工食品に至るまで、すべて自然に近い材料で製造した食材での生活をしています。味や香りが一般販売の物と違うことは言うまでもありません。

では無公害栽培で生産した米や野菜をご紹介しましょう。

米は炊くと芳香が流れ、炊き増えがします。食べてコクがあり芳香は食欲をそそります。"ハラモチ"が良く、生気がよみがえるような心地にしてくれるのです。従って食事が楽しみになります。

普通栽培による芋類は二つに割っておくと、真ん中がへこむものですが、無公害栽培の物は逆に突き出てきます。中身が充実している証しです。

普通栽培の葉菜類は濃緑で芯から萎れていきますが、無公害栽培の物は緑が淡く芯がいつまでもしっかりしています。

第七章　自然食作りのポイント

果菜類も同様です。普通栽培の物は大きく、腐敗しやすく悪臭を放ち崩れていきますが、無公害栽培の物は、いつまでも保存が利き、長時間放置しておくと、徐々に萎縮し、ミイラ状になります。

根菜類は果菜類と同様、いずれもそのもの特有の香りが強くします。……このように無公害栽培の野菜は、生命力が強いので、何より健康上最良の食材なのです。

さらに食材として心配になるのは、食品添加物です。最近の『朝日新聞』でも、

「食品添加物　旧厚生省虚偽申請うのみ　九六年　確認怠り流通許可」

という記事が掲載されました。現在流通している厚生労働省認可の食品添加物は相当数に上り、千点に迫る勢いです。

私の家では前に述べた通り、「完全自然食生活」ですから、食品添加物の種類は分かりませんが、購入した物や寄贈品、外食時に時として舌に強く感ずることがあります。

そう感じた時は、その物を食べないように努めています。

食品添加物については、昭和四十年頃から、できる限り勉強してきました。

元来、食品添加物のほとんどは不必要のものだと思っています。特に食品の偽装と連なっていると巷ではささやかれています。

私の家のことばかり紹介して手前味噌のように聞こえるかもしれませんが、私の家では、自然食材を使用するのはもちろんのこと、調味料に対しては強く注意して最少限の使用に努めています。

食材は純正なほど、食品添加物はもちろん、調味料ですら、それほど必要はありません。食材の香り、味、特に食後に残る感じから、食品添加物や調味料は歓迎されることが少ないと思います。肥料、農薬を始め食品添加物、調味料等々、毎日食べ物から身体に入り込む化学物質の種類と量は相当なものになるに違いありません。

このことを並べてみるだけで、何も気をつけずに生活していれば、身体の中が異常になっても仕方ない……という〝食環境〟になっているのです。

自分と家族の「明日の健康と幸福」を願うのであれば、できるだけの努力をする必要があると思います。

第七章　自然食作りのポイント

四、家庭菜園造り

最近、家庭菜園への関心は、ますます高まっているようですが、それだけに生活の上にも、プラスになる取り組みが大切だと思います。

通常、作物を栽培するには、肥料……特に化学肥料を念頭に置きますが、ここでは、化学肥料や農薬を使わない方法について述べてみましょう。

最近、農林水産省でも、農薬や化学肥料が人体に及ぼす悪影響を懸念して、有機JAS（有機農産物及び有機農産物加工食品の検査認証制度）法を制定し、奨励していますが、遅々として進んでいないのが現状です。栽培農家からすれば、農産物の収量、形などからして、現代の市場性にはついていけないのです。そのくらい、大きさ、品揃えなどが、有機栽培では困難なわけです。

しかし、その中身は全く違うのです。食品の安全性から考えれば、形や大きさなどは

第二、第三の問題であるべきことなのですが、市場性は栽培農家にとっては死活問題でもあるので、消費者としてはどうすることもできません。

家庭菜園での栽培は、このクリアできない点が自分の心一つでクリアできるでしょう。また、それをクリアしてはじめて、家庭菜園の持つ大きな意味が生きてくるのです。

最近、青少年の不良化、生活習慣病、老人病……などで多くの家庭が悩まされているのではないでしょうか。その最大の原因は化学物質の体内での積算だと思います。この点、公的機関の発表がなくても、学者が学問上で発表しなくても、「そうだ」と声を大にしたいのです。私は長い間、健康と病気について検討してきて、その因果関係を確信している次第です。

化学物質が体内、特に頭に集溜して、思わぬ惨劇を起こしていると考えられます。観点を変えれば、血液が酸性になっているとみることもできるでしょう。人間本来、アルカリ性の時は健康であることは、学問の世界でも承知のはずです。しかし、現代の食品

第七章　自然食作りのポイント

のほとんどは酸性になっていると思われます。
酸性の物を食べて酸性の血液となり、不慮の行動に走るのです。それだけにこれより、私が紹介していく家庭菜園造りをお勧めしたいのです。
それは一口に言えば、アルカリ性野菜を作る方法です。たとえ収量が減少しても、品物が揃わなくても、肝心な中身が良い物を作るのです。
私は長年の実践の中から、それをようやく習得したのです。"田舎の爺や"だけに遅々とはしていますが、これだけは自信を持って言えます。幸い今では、どんな人でも健康になるためのアドバイスや直接的な協力ができると思っています。
現在世界で解決に苦慮している病気も、必ず解決して報告できる日が来ると確信しています。そのキーポイントの一つは食品です。アルカリ性の食品です。アルカリ性の土から作られる野菜です。
そのアルカリ性の耕土による家庭菜園造りを解説してみたいと思います。
世間ではよく土作りが大切……と言われますが、世間でいう土作りとは、堆肥などの有機質を入れることが第一と思われています。しかし、そうではなく、アルカリ性の土

を作ることから心掛けるのが、私の提唱する土作りなのです。

土作りのゴールはアルカリ性の米、野菜を作ることです。そしてアルカリ性の食材による食事です。その人の身体の中の血液もアルカリ性になり、心配のない健康体になり、相応の幸運になるのです。ですから、このような土作りから始めるのです。

地球の土のほとんどはアルカリ性のようですが、日本の耕地のほとんどは酸性に傾いています。現代農業を進めれば進めるほど酸性になることは間違いありません。ですから、農家は時々中和剤を使用しているのです。

どなたでも家庭菜園を始める時の土の多くは、酸性だと思います。

それは心掛けでアルカリ性に変えることができます。中和剤を使わない方がいいでしょう。大自然の力はアルカリ性の土に変えようと、目に見えない力を出しています。これが土の浄化力であり、自然浄化力なのです。しかし、待てば何年かかかります。これを早めるため、最近は有効微生物を使用するのです。有効微生物は肥料ではありません。本来の自然形態の土に還元してくれる微生物です。

106

第七章　自然食作りのポイント

私は長い間無公害栽培を行い、家庭の食事はすべてこの栽培よる米、野菜で、それ以外は一切使用していません。私も栽培を始めて十五年くらいは、アルカリ性の土作りが分かりませんでした。その点、今は有効微生物が市販されていることもあり、いい時代となりました。

……従って有機質を使用することは次善の策なのです。多収穫を目的とする家庭菜園ではなく、あくまでも、その作物の内容の良否を問うべきです。堆肥を使用する場合も、在来の作り方の堆肥では不可能です。初めのうちは分からないでしょうから、有効微生物を使うことをお勧めします。在来の堆肥作りは高熱と悪臭を放つ腐敗型堆肥です。これではいけません。

今までの「在来型堆肥」に対し、有効微生物を使ってのものは「自然堆肥」と言います。自然堆肥は字の如く、山野に自然に作られる堆肥と同一の原理ですから、高熱も悪臭も放ちません。土状になるにも在来の堆肥より早く、夏なら三、四カ月、冬なら六、七カ月くらいでしょう。仕上がった堆肥はポロポロした半乾きの土で、上等のものは、

麹の臭いすらします。

参考までに付け加えると、私の水田や畑には、年間を通じ、時々キノコが発生します。いかがでしょうか。これ一つを取っても、私の家の田畑の土がいかなるものか、お分かりだと思います。

後は適期に播種、手入れを行い、随時食卓に供します。尊い食材ですから、どんな小さい物も捨ててはもったいないのです。普通栽培では食べないような人参の葉や大きな大根の葉……できるだけ利用しております。

このような作り方は、有機栽培法の中でも、特に自然重視の作り方ですから、「自然栽培」と呼んでいるのです。

自然の理法に基づいて作ることに努めますので、病虫害は、本当に時にあるだけで、心配はなくなります。もっとも最初のうちは発生しやすいので、その時も化学的農薬でなく、やはり自然から作ったものを使用します。

〝自然農園〟から採れた米、野菜などの特徴については、前述した通りですが、総じて

第七章　自然食作りのポイント

収穫した時はやや硬く、色もそれほど冴えないでしょう。しかし、煮沸すれば軟らかく、鮮明な色になります。

一般栽培の物と反対です。不思議です。香りも味も、そのもの特有の香味の物ほど、土も良質になったことが分かるでしょう。

……ご理解いただけたでしょうか。

最後にもう一点。実施するに当たっての大事なワンポイントです。決して焦らないで下さい。

「栽培を始めれば、すぐ無公害の野菜が採れる」と思ってはいけません。

今までその土地に施した化学肥料などが残っていることが考えられます。栽培して一年ごとに良質の物が採れていくはずですから、少なくとも二、三年間は、無公害の物との中間と理解して下さい。それだけに長年を経過した土地からの収穫物は、何物にも代えがたい尊いものです。

そして作物への思いやり、深い愛情は、作物の味をより良くする大きな力になります。試してみて下さい。

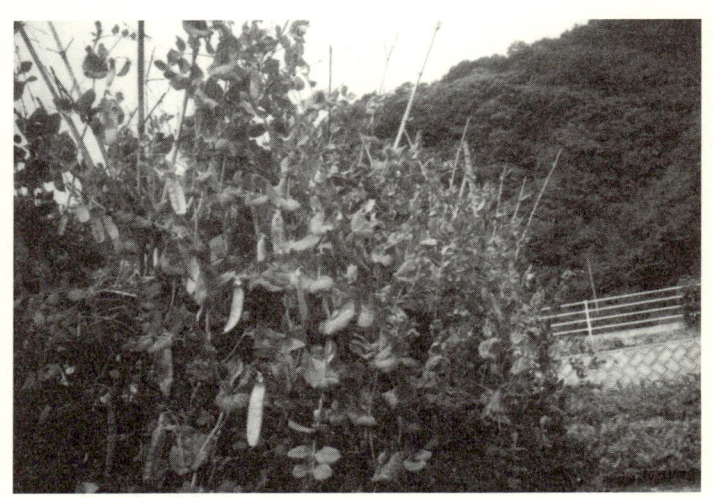

"自然農園"で取れる青々としたさやえんどう

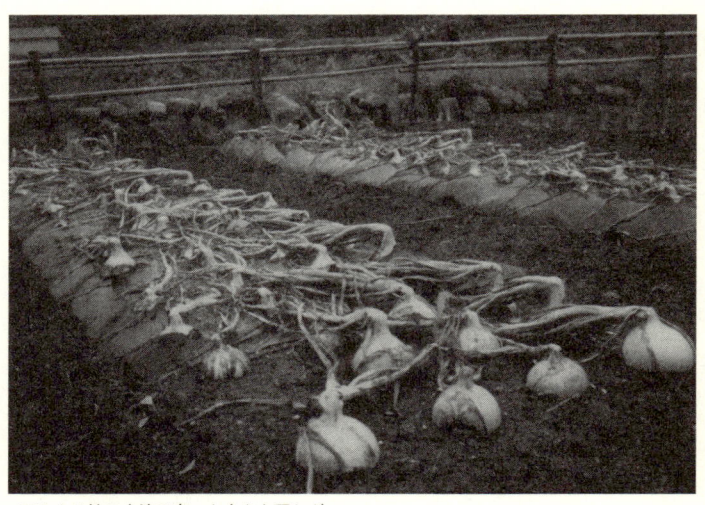

アルカリ性の土壌で育った大きな玉ねぎ

第八章　霊界を識る

一、目に見えない縁に引かれて

身体が弱い上に、理屈屋の私は、周囲には恐らく迷惑な存在であったと思われます。ある宗教団体の協議の折、"宗教・信仰には無縁の男"のレッテルが貼られたと、後に某氏が語ってくれたように、神仏には縁の遠い存在でした。

昭和三十五年五月。ある日のこと、私の苦境に同情した友人が紹介してくれたのが行者でした。

痔ろうで入院しようとしていた矢先、妻が肝臓障害で緊急入院してしまい、私は身動きが取れなくなっていたのでした。

「貴方の奥様は本命的殺に入っているので七月には死にます」
「どうして分かるのですか」
「この世は目に見える世界の外に、目に見えない世界が私には分かります」
 その行者は断言したのです。自信に満ちた言葉に、私は抵抗し切れませんでした。妻は肝臓病でK病院に入院していました。妻のいた部屋はほとんど重症患者で、時々他界しているとは病院患者の話でした。
「どうしたらよいのですか」
「すぐ退院させなさい」
「それは無理です」
「それではあきらめなさい」
 行者の凛とした言葉に私は絶句しました。
「貴方は先祖様にお参りしていますか」

第八章　霊界を識る

「しておりません」
「これは観音経の一節です……」と読み上げました。
しばし、行者の読経が響きました。
「難しいですね……私は修証義（曹洞宗で読まれる経の一つ）なら読んだことがあります」
「その経を仏前にあげなさい」

私は言われるままに就寝前に読み上げました。
すると不思議なことに妻の病状は急速に変わり、快方に向かったのです。周囲の患者さんも驚いたほどでした。そして六月上旬、退院することができたのです。
（目に見えない世界を無視してはいけない。ここに運の良否があるようだ）
私は今までの自分の生き方を反省しました。
（精一杯努力すれば、人生は開けていく）
そう思っていた今までの自分は、単純すぎたのです。過信や慢心の自分の姿が見えて、

苦しくなりました。
（心の世界があるのだ。そしてその奥の奥に霊の世界があるようだ！　分からないことだが勉強してみよう）
心の底で今までにない思いが湧いてきました。
以来何十年、時として私の心が開かれる経験をしています。その都度、学問では得られない、尊い体験をさせていただいているのです。

二、霊界を識った僧侶

親戚の先祖供養が近くのホテルで行われました。宴席に招待された私の隣は僧侶でした。その僧侶が、天井をシゲシゲと見つめていたのです。
「私は昨年のちょうど今日（四月二十五日）、国学院大学の恩師から電話をいただき、このホテルのフロントでお会いしたのです」

第八章　霊界を識る

しばし、僧侶の思い出話に耳を傾けることにしました。

「先生お元気ですね、大丈夫ですか」（僧侶）

「ありがとう。あのことは、誰にも言ってはいけないものを、私はウッカリ貴方に漏らしてしまったのだ。もちろん妻にも話していない。霊界の掟は厳として、守らなくてはいけないものを……」（恩師）

恩師は下を向き、しばらくして、

「私は数日前からこの温泉郷に滞在しているのだが、約四百年前の、武田の残党の闘争が、今でも激しくて眠れなかったので、今朝ここに宿替えした。そして、急に貴方を思い出したので、フロントで貴方の電話番号を尋ねました。しかし、フロントでは、『そんな珍しい苗字の人はこの土地にはおりません』と断わられました。仕方なくお祈りしましたら、空中に金文字で数字が現われたので、貴方に電話ができたのです」

と語ったそうです。そして恩師は改めて、

「五月二十九日は、私がこの世の一切の御用が終わって、霊界に還るめでたい日です」

と……。

ちなみにこの僧侶は一昨年のうちに……五月二十九日に恩師があの世に旅立たれるこ
とを教えられていた、とのことでした。
そして恩師はその言葉通り、昨年五月二十九日に大往生されたそうです。

「私は僧籍に身を置いて三十数年になりますが、正直に言って、霊界があるということ
が分かりませんでした。恩師の大往生により、霊界を識ることができました。恩師のお
顔は今でも生々しく思い出されます。あの神々しさは、きっと一生私の心に焼きついて
いると思います」

僧侶はしみじみと語ってくれました。
私はなぜか強い感動に打たれ、しばらくじっとしていました。
私はその日の日記に次の言葉を書き込みました。

　　霊界を　語りし僧侶の　表情に
　　　　　　暫(しば)し見とれて　ため息つきぬ

第八章　霊界を識る

三、重病人の霊魂を視る

昭和三十八年八月、知人から「大炊平(おおいだいら)の伯父が重病で自宅療養しているが、回復の目途はないので、その伯父に浄化法を施していただきたい」との要請を受け、十日ほど訪問を続けました。病人は重症で、会話すらほとんどできませんでした。このような重症者は初めてなので、戸惑いもしましたが、毎回三十分程度の施術を行ったのでした。次第に顔色は良くなりましたが、こちらから話しかければ頷く程度でした。

八月十二日、浄化法を施している最中に、ふと眼前に一条の白煙が立ち上りました。白煙は一メートルくらい立ち上り、その後は見えなくなりました。私は夢ではないかと自分の眼をこすりました。

（人は死の前、霊魂が抜けると聞かされているが？　まさか霊魂が……）
本人は眠っているようでした。

その日の夜、十人ほどの会合がありました。私はその席上、昼間の出来事を話してみると、一人の方が、
「それではその人は死ぬよ。その家の人に早く知らせてあげた方がいい」
と言いました。
私は翌朝早々、依頼主の知人に連絡しました。
知人はすでに危篤の知らせを受け、出発していました。それから間もなく病人は逝去したのでした。
……死に先がけて、霊魂を視せられたあの瞬間は、荘厳というか、厳粛というか、表現する言葉がないような一瞬でした。終生忘れられない出来事です。
（霊界はあるのか、どこに在るのか……難しい問題ながら、全く否定もできないことだ）
私は自問自答を繰り返しました。

　　目に見える　この世の外に　世もありと
　　　　出でゆく霊は　われを論(さと)せり

118

第八章　霊界を識る

目に見える　ことのみ追いし　我なれば

誤り多き　すぐ世をおもう

四、晩節を全うした某夫人

「この頃……時々頭がおかしくなって困っております」

親戚を訪問した時、その家の夫人から、そう打ち明けられました。以前、乳癌(にゅうがん)で大手術をされ、身体もだいぶ不自由のようでした。

私はとっさに、

（この方は若い頃から、薬を頼りの生活をしてきたので、もしやその積算の薬害ではないか）

と思い、

「長い間いろいろと薬を使用してきたので、その影響ではありませんか」
と問いかけてみました。
そして人の身体の自然浄化作用について説明してあげました。
本人も思うところがあったようでした。

それは今から十五年くらい前のことでした。
夫人は私とのやり取りの後、間もなく元気を取り戻したようで、自分から家庭菜園でも働くようになりました。
以来、町の農産物品評会にも年々出品し、大根と白菜が最優秀賞に入選した時には、皆驚き、大いに若い人の意欲を高めたようでした。
九十歳の頃まで、鍬を持って家庭菜園に精を出していました。梅林は有機栽培に切り替え、数年にわたり、自然食の会社にも出荷していたほどでした。
ご主人には十年ほど前に先立たれました。夫人は二年ほど前から急速に体力が衰え始め、しばらく家で静養していましたが、一人暮しなので特別養護老人ホームに入所され

第八章　霊界を識る

お見舞に訪ねた時は、すっかり衰えており、私と私の娘の膝でスヤスヤと眠りました。その姿を眺めているうちに、ある予感が走りました。それから一週間くらいの後に、夫人は生涯を閉じました。

その老人ホームの係の人の話では、

「その日は自分から進んでお風呂に入り、衣裳も自分で替えて、そして間もなく……」

とのことでした。

(歩くことも容易でなかったのに、最後の最後まで、つつましく自立された方だった)深い感動が残りました。享年九十三でした。

そのお顔は、本当に若々しく、改めて尊敬の念が湧きました。

身を洗い　衣裳改め　世を去りぬ

きみは我等の　鑑(かがみ)なりけり

一周忌に招待を受けた時、故人を偲び、思いのままの一首を霊前に献げ、朗詠させていただきました。

五、死期を識る難しさ

「風邪だと思うが、身体が何となくおかしいので医者を呼んでもらいたい」

昭和五十一年一月二十一日の早朝、母から言われました。

当時、風邪が大流行していました。私は母の姿を見て、「風邪だろう」と思い、心配ないと判断したのです。

「お母さん、お医者さんは毎晩、往診にも出かけて大変です。けれどもお母さんがどう

第八章　霊界を識る

しても、と思うのならお願いしますよ」
「では今少し我慢しよう」
私は母の言葉をそのまま受け取り、往診をお願いしませんでした。
明けて一月二十二日の早朝、私は夢を見ていました。
夢の中で、母が布団の中で冷たくなっているのです。
「しまった！」
と私ははね起き、母の部屋に入りました。
母は静かに眠っていました。
「お母さん、昨日はお医者さんを頼まないで悪かったね、今すぐ頼みますよ」
とお詫びの心で言い、急いで往診をお願いしました。
医師はすぐかけつけて下さいました。
診察の結果、医師にはすぐ分かったのでしょう。
「すぐに近親者に知らせた方がいいでしょう」

私は兄弟、子ども、近親者に知らせました。
(何日か仕事を休まなければいけない……)
私は後を頼み、勤め先を整理し、午後に帰宅しました。すでに近親者のほとんどが集まっていました。
私はできるだけ母の側についていました。母は私の顔ばかり見ていました。
(こんなに鋭く澄み切った母の目つきは、初めて見る)
私はそう感じました。
夕方、
「トイレに行きたい」
と言うので、
「お母さん、私が案内します」
と抱きかかえるようにして、用を済ませました。
それからは非常に安心した表情に見えました。
母は私を見つめて話をするのですが、もうろれつが回らなくなっていました。

第八章　霊界を識る

「お母さん、今からは家のこともちゃんとします。私に注意して下さったことは、必ず守りますから安心して下さい」

母にそう告げました。

近親者一同がお祈りを始めました。母は自分で手を合わせ、合掌しました。

それから二時間後、臨終となりました。

静かな夜、静かな中に、母らしい最期でした。

　　　子や孫の　祈りの中に　手を合わせ
　　　　　　共に祈れり　逝く少し前

　　白梅の　香りも高き　睦月(むつき)くれ
　　　　　静かに終われり　母のこの世は

人の死を識るは難しいものです。まして近親者であるほどに……。

日頃、健康であった母が、自らの死期を何気なく感じて、医師の診察を求めたのですが、それが見極められなかった自分の幼稚さが反省され、母にお詫びしての別れでした。

六、霊界を信じられる自分になった

仏壇にもお参りすることの滅多になかった私でした。ある宗教団体の会合で、「宗教・信仰に無縁の男」とまで批評されたこともありました。自分の努力だけで人生を通そうとしていたのでしょう。

そんな私も今は大きく変わり、神仏に手を合わせる普通の人間になったのです。度重なる自分と家族の病気や、計画の齟齬（そご）、失敗などにより、強情な私も振り返ることになり、さらに眼の前に種々の事象を見せつけられて、次第に心が変わっていったのでした。

第八章　霊界を識る

本当に私の半生は失敗であったわけです。情ない半生であったに違いありません。それでも一人前の人間の気になって通したのですから、周囲から見たら滑稽だったに違いありません。

失敗の瓦礫と病気の中から、這い出た男……と言った方が適当かもしれません。

しかし、その失敗と病気が人間性をつくり、今日ここにようやく存在を許されているのです。

多くの人に接し、多くの体験の中から、自分の無力さを感じさせられ、世の中は何か大きな底知れない力、一定の法というか、律というか……の下で動いていることが次第に感じられ、その力に順応していかない限り、いつも苦しみの中を泳がなくてはならないことに気づきました。

中国の賢者、孔子の言葉に『四十にして惑わず』とありますが、私の四十は迷妄の最中でした。

幸い、『病気は浄化作用』の哲理の実証を得んと、病気に当たり、自然食の素晴らしさから、土壌の有効微生物を学び、自然浄化力（自然治癒力）に到達しました。そして、

神仏や霊界のことを少しばかり理解させたいただき、冒しがたい自然の力、大自然の法、何物にか支配されている自分が、次第に浮き彫りに感じてきたのです。

自分の力のないこと、小さいことが分かり、傲慢の心から、少しばかり謙虚の心が芽生えてきました。

素直になるほど根本が見えてきました。

(私も霊界から現界へ派遣されている。用事が済めば、霊界に還る……)

(往生という仏語が分かったような気がします。

(自分の霊界の高さは、私の行為によって決まる……)

死ぬ時、死んだ姿が自分の生涯そのものであるように思えてきました。

さる折に越前永平寺に参詣したことがあります。信仰の道場ですから、掃除も行き届いているのは当然であるかもしれませんが、隅々にまで心配りが感じられまして、頭が下がる思いでした。

寺の佇まいとともに私は、一本のすりこぎに心を惹かれました。

第八章　霊界を識る

　身をけずり　人につくさん　すりこぎの

　　　　　その味知れる　人ぞ尊とし

しばらくの間、その下を離れられませんでした。道元禅師の御生涯が、その心がひしひしと伝わってきました。

　愚かなる　われは仏に　ならずとも

　　　　　衆生(しゅじょう)を渡す　僧にしあらば

ひたすら下座(げざ)の行に徹せられた御生涯が腹の底から分からせていただきました。こういう人が霊界を識る人……そしてそれを信じ切っているので、それが行動に移っているのではと、自分なりに思いました。

あとがき

ここまで拙文にお付き合い下さいまして、誠にありがとうございます。

今や世界は有史以来の超非常なる、人類存亡の危機に直面しております。健康を求めた医療制度下で、逆に新たなる病気が続発して、先行きの見えにくい社会環境となっています。

ご承知のように、生活の向上を期待していた現代化学は環境破壊を起こし、その結果さまざまな公害を発生させ、その解決に適切の方法がなく苦慮している事態です。

今こそ我々は謙虚に立ち還り、永遠に不変不滅の大自然の力に順応することが、解決、改善への唯一の道であると思います。

各自の身体の健康維持・回復には、各自に具わっている自然治癒力に目覚めること。

あとがき

公害解決、防止のためには、土、水、空気の自然浄化力に依存することが、唯一最高、最良の道であること。

……体験から得た、私なりの「答え」にご理解いただけたのではないでしょうか。

ひいては、この私の体験をさらに推し進めて、生涯の健康への道に取り組まれんことを、切に念願しております。

平成十五年秋

著者

著者プロフィール

佐野 均 (さの ひとし)

大正9(1920)年　山梨県に生まれる
平成2(1990)年　浄化健康研究所(ジョウケン)創立
　　　　　　　　地域の下水処理施設の建設に携わる

浄化健康研究所(ジョウケン)
住所　山梨県西八代郡下部町上之平775
FAX　0556-36-0368

生涯健康への勝利者　五つの大病に打ち克った自然治癒力の実体験記

2003年10月15日　初版第1刷発行

著　者　　佐野 均
発行者　　瓜谷 綱延
発行所　　株式会社文芸社
　　　　　〒160-0022　東京都新宿区新宿1-10-1
　　　　　　　　　　電話　03-5369-3060（編集）
　　　　　　　　　　　　　03-5369-2299（販売）

印刷所　　株式会社フクイン

©Hitoshi Sano 2003 Printed in Japan
乱丁・落丁本はお取り替えいたします。
ISBN4-8355-6399-9 C0047

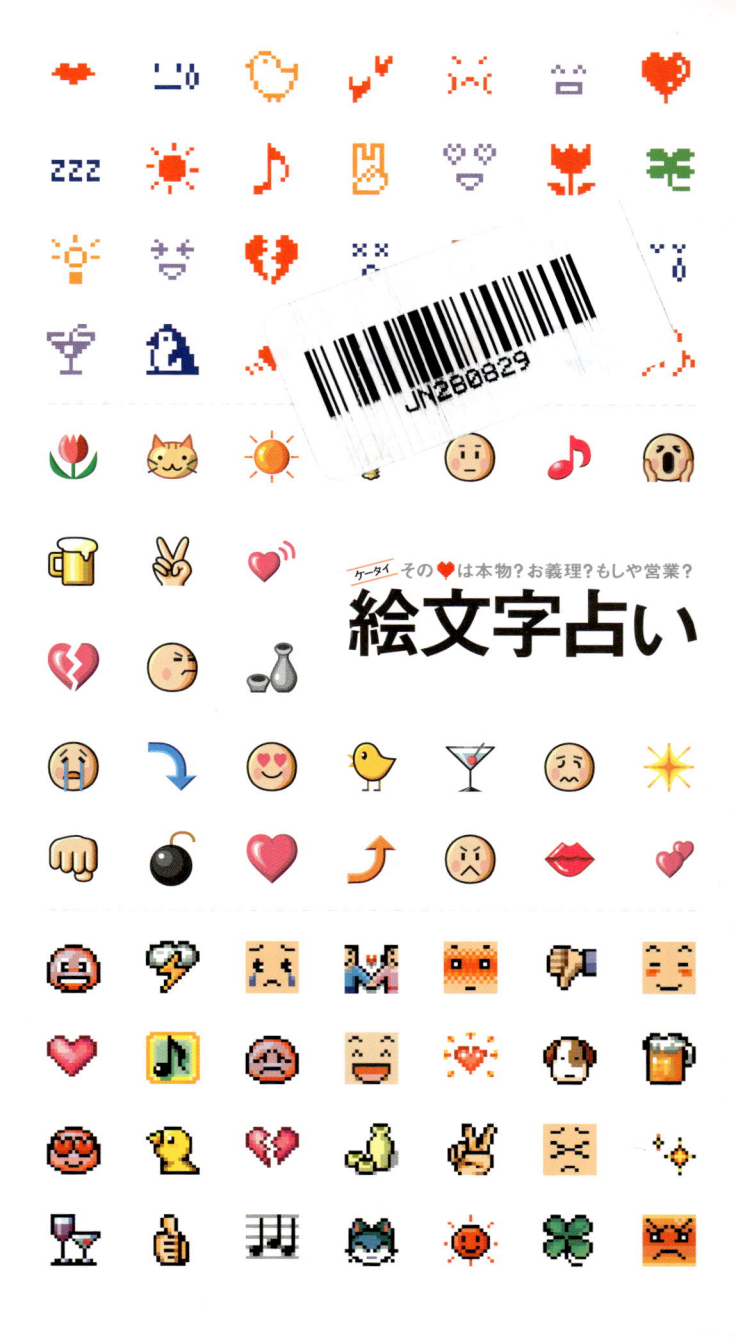

ケータイ その ❤ は本物？お義理？もしや営業？
絵文字占い

ケータイ その♥は本物？お義理？もしや営業？

絵文字占い
CONTENTS

キャラクター紹介	003
携帯電話サービス別[絵文字リスト50]	005
絵文字アンケート PART.1	006
絵文字別占い	007
絵文字アンケート PART.2	022
絵文字クリニック PART.1	038
絵文字アンケート PART.3	060
数で占う絵文字	061
絵文字アンケート PART.4	068
絵文字アンケート PART.5	069
暗号絵文字で遊ぼう！	070
絵文字クリニック PART.2	072
キャラクターの性格	073
絵文字アンケート PART.6	086
キャラクターの探し方	087

ケータイからアクセス！

http://emoji.biz

キャラクター紹介

気になる人はどのキャラ？ 探し方は87ページに！

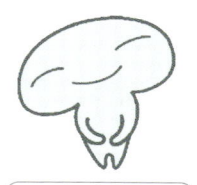

まったり屋
淋しがりだから、メールたくさんくださいね。

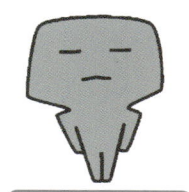

きっちり屋
真面目で実直な努力家なんです！

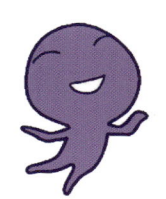

ふらりん屋
不思議キャラでご迷惑おかけします！

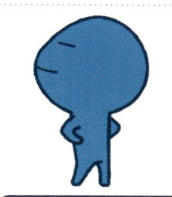

ひっそり屋
我が道を行くからジャマしないでね。

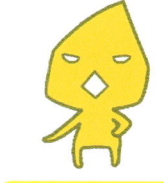

ばっさり屋
口は悪いけど、根は明るくてやさしいの！

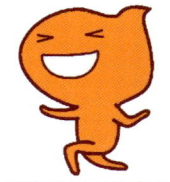

ルンルン屋
元気ハツラツ、おめでたい性格です！？

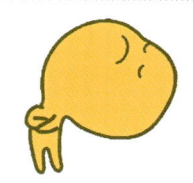

ふんぞり屋
ちょっと威張っててごめんなさ～い！

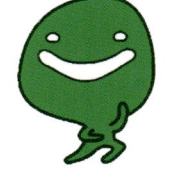

ちゃっかり屋
けっこう世渡りはうまいんです！？

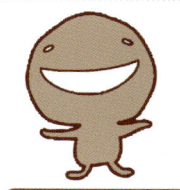

のほほん屋
いつものんびりしてる癒しキャラ！？

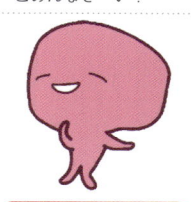

べったり屋
わがままも魅力のひとつでしょ！？

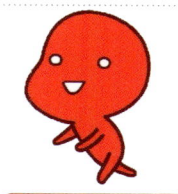

まめまめ屋
人当たりの良さはピカイチなんです！

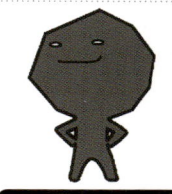

ツンツン屋
プライドが高いので、返信は必ずくださいね！

~はじめに~

すべての絵文字は愛だった！

今や国内の携帯電話ユーザーは約8,000万人。電話をかけないことがあってもメールは毎日、という人も多いのでは？携帯ユーザー1,000人（10代～50代）にアンケートをとったところ、携帯内蔵の絵文字を使用してメールを楽しんでいる人は全体の82％。絵文字はもはや、携帯メール・コミュニケーションには欠かせない「言語」。そこでまず注目したのが絵文字と性格の関係です。同じハートマークでも、込められた意味は人によって違うということ！この絵文字占いは、生年月日から性格を12に分類。送られてきた絵文字から、込められた真意やその日の心理状態を探るというもの。だから、気になる人からのメールをチェックするだけで、どれくらい脈があるかを想定できたり、友達の怒り度や恋人の愛情温度など、ビミョーな感情が診断できます。絵文字に添付されているウラ感情を上手に読み解く！これが絵文字占いの大切なミッション。ただでさえコミュニケーションが難しいこの時代。絵文字の愛くるしさにだまされて、ついつい愛をカン違いしないためにも、今日からぜひご活用ください。

保証はしませんが、きっとカラダにいいワクチンとなるでしょう。

絵文字占いワークショップ

携帯電話サービス別
絵文字リスト50

イラストは携帯電話会社ごとに異なりますが、絵文字占いは3社に対応。同種の絵文字をピックアップしたので、どのサービスを利用されていても、楽しむことができます。

NTTドコモ【i-mode】

au by KDDI【EZweb】

Vodafone【Vodafone live!】

- ●「i-mode」は株式会社NTTドコモの登録商標です。　●「EZweb」はKDDI株式会社の登録商標です。
- ●「Vodafone live!」はVodafone Group Plcの登録商標または商標です。
- ●絵文字の著作権は、各携帯電話会社に帰属します。
- ※異なるサービス間で絵文字を送り合っても＝のように化けますが、相手の絵文字に変換して送ることができるサービスがあります。本誌は、その種の変換サービスとは関係ありません。
- ※携帯電話会社または機種によっては、対応のない絵文字もあります。

005

絵文字に関するアンケート
1,000人に聞きました！

PART.1

1 | あなたが絵文字を使う理由は？（複数回答）

順位	回 答	
1位	見た目が楽しいから	51.2%
2位	気持ちが伝わりやすいから	44.0%
3位	文字だけだとぶっきらぼうだから	40.2%
4位	好意を伝えたいから	16.8%
5位	相手が喜ぶから	6.7%

2 | キゲンがいい時に絵文字の使用は増えると思いますか？

回 答	
YES	69.6%
NO	30.4%

3 |「好きです 」のあとに来る絵文字だと、どれがいちばん嬉しいですか？

順位	回 答			
	i-mode	EZweb	Vodafone live!	
1位				54.5%
2位				28.8%
3位				9.1%
4位				7.5%

4 |「さびしい 」と、恋人に伝えるならどれを使いますか？

順位	回 答			
	i-mode	EZweb	Vodafone live!	
1位				55.6%
2位				12.4%
3位				4.4%
4位				2.9%
5位				1.8%

絵文字別占い

同じ絵文字でも、人によって使い方や意味はさまざま。12のキャラクターがそれぞれに込めた意味や状況を診断。絵文字は50種類とりあげています。さぁ〜、あの人からのハートの意味は!?

| i-mode | EZweb | Vodafone live! | 意味・用例 にっこり！「やったー！😄」など、うれしいことがあったときに使用。 |

送信者	コメント
まったり	私の幸せを聞いて！ 私の幸せを分けてあげたいの！ 自慢＆やさしさのコラボレーション。素直に受けとめてあげましょう。 ●喜び度 弱━━━━━強
きっちり	常に冷静なタイプなので、とびきりいいことがあったのでは!? 実は誰かに話を聞いてもらいたいと思っているはず。 ●喜び度 弱━━━━━強
ふらりん	面倒くさがりなこのタイプ。よっぽど何かうれしいことがあったみたい！ 文章が長ければ長いほどハイテンションです。 ●喜び度 弱━━━━━強
ひっそり	感情をあまり表にださないこのタイプ。文面はクールでも、こちらの想像以上に本人にとってはハッピーなことがあったみたい！ ●喜び度 弱━━━━━強
ばっさり	うれしいことがあったというより、イタズラしたくて使用する場合が多いようです。一緒にガハハ！と笑いたいのかも。 ●喜び度 弱━━━━━強
ルンルン	常にテンションが高くて、超プラス思考の人。特別うれしいことがあったわけではなく、挨拶代わりに使っているだけのようです。 ●喜び度 弱━━━━━強
ふんぞり	そっけない人だから、挨拶代わりに…、ってわけではなさそう。かなりうれしいときにのみ使用するから、ハイテンションかも!? ●喜び度 弱━━━━━強
ちゃっかり	サービス精神旺盛なので、楽しませることが大好き。メールする人に不快感を与えないように、愛想笑い的に使いがち。 ●喜び度 弱━━━━━強
のほほん	かなりうれしいことがあったようす。単純に報告をしたかったみたいです。のほほん屋さんから届くメールはなんだか癒し効果アリ！ ●喜び度 弱━━━━━強
べったり	無邪気なこのキャラは挨拶代わりによく使います。ゴキゲンをとったり甘えたいときにも頻繁に使う、カワイイ人なんです!? ●喜び度 弱━━━━━強
まめまめ	メールには必ずと言っていいほど使用する人。また、ゴマスリ上手なのであなたのゴキゲンをうかがっているのかも。 ●喜び度 弱━━━━━強
ツンツン	うれしくてたまらなくて、どうしようもないハイ状態！ 同じテンションでメールを返してあげると相乗効果でさらに盛り上がれそう！ ●喜び度 弱━━━━━強

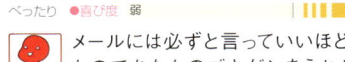

i-mode	EZweb	Vodafone live!

意味・用例 げっそり。うそー！信じられない、「オーマイガッ！」など絶望的な場合に使う。

送信者	コメント
まったり ●絶望度	グチが多いタイプなので、意外と頻繁に使用します。思っている以上にたいしたことじゃないから、聞いてあげるだけで十分!?。
きっちり ●絶望度	個人プレーが多いから、窮地に立たされるのには慣れている。でも、話だけでも聞いてほしい雰囲気をアピールしてるかも。
ふらりん ●絶望度	超がつくほどの面倒くさがり屋なので、何か面倒なことが発生!? たまには自分で何とかしなさい！ とムチを入れてあげて。
ひっそり ●絶望度	不安要素はあるけれど、自分の中で解決していけるのがわかってるのでは？ こんなときだからこそソッとしてあげましょう。
ばっさり ●絶望度	人には平気でキツイことが言えるのに、自分のこととなると弱気になりがち。たいしたことじゃないのに絶望感を味わっている!?
ルンルン ●絶望度	基本的には超前向き。絶望的とはとらえていなくて、面白おかしく使っているだけ。そのうちなんとか元気になっているので安心を！
ふんぞり ●絶望度	メールでは弱みをみせることが多いので、これはかなり落ち込んでいるようす。でも問題は一人で解決するから大丈夫。
ちゃっかり ●絶望度	予想外のことが起きてしまったようす。安全と思っていたのに…、と後悔の念が強いみたい。「仕方ないよ！」と励ましてあげて。
のほほん ●絶望度	不測の事態に直面したのかも！ いつものように対応できなくて、困ってしまった感じが強い。あなたに助けを求めています。
べったり ●絶望度	自分はこんなにがんばってるのに…、というグチの表れ。少し持ち上げてあげるとすぐに回復するでしょう。心配無用。
まめまめ ●絶望度	落ち込みのピークはもう過ぎたかも。少し見通しが立ったからあなたの意見を聞きたいようす。客観的な意見を言ってあげて。
ツンツン ●絶望度	ストレスは感じてるけど、融通がきくからこの問題もなんとかなりそう。自分で決着をつける、という意思表示でもあり。

| i-mode | EZweb | Vodafone live! | **意味・用例** ふんっ！ 何さっ！「待ってたのに✕」など、スネてキゲンが悪いとき。 |

送信者	コメント
まったり	かなり本気で怒っているみたい！ ネチネチ根にもたれるとあとで大変なので、なるべく早く仲直りをするのがオススメ。 ●へそ曲がり度 弱 ▍▍▍▍▍▍▍▍▍▍▍▍▍▍▍▍ 強
きっちり	キレるとかな〜り怖いタイプ。このマークが送られてきたら、とりあえず謝ってしまいましょう。さらに持ち上げれば効果的！ ●へそ曲がり度 弱 ▍▍▍▍▍▍▍▍▍▍▍▍▍▍▍▍ 強
ふらりん	感情の波が激しいので、本気で怒っているようだったらそっとしておいて。そのうち怒っていたことを忘れてメールしてきます。 ●へそ曲がり度 弱 ▍▍▍ ▍▍▍ 強
ひっそり	文面が冷たかったりするかもしれないけど、もともとがクールな人なので、気にしなくても大丈夫。時間がたてば怒りも消えます！ ●へそ曲がり度 弱 ▍▍▍ 強
ばっさり	笑いながらもキツイ一言をポーンと言う人なので、気にしなくても大丈夫。本気で怒ったら、この人絵文字は入れませんから！ ●へそ曲がり度 弱 ▍▍▍ ▍▍▍ 強
ルンルン	何かとオーバーなところがあるので、実際はたいして怒っていません。感情もコロコロ変化するので、時間が解決してくれそう。 ●へそ曲がり度 弱 ▍▍▍ ▍▍▍ 強
ふんぞり	ちょっと怒っているみたいだけれど、持ち上げるとキゲンが直ります。恋人なら「怒ったあなたもステキ」のメールで上キゲンに！ ●へそ曲がり度 弱 ▍▍▍▍▍▍▍▍▍▍▍▍ 強
ちゃっかり	怒るとカッとして無謀な行動をとってしまうタイプ。一時的な感情なので、しばらくそっとしておけば元に戻るはず。 ●へそ曲がり度 弱 ▍▍▍▍▍▍▍▍▍▍▍▍▍▍▍▍ 強
のほほん	めったに怒らないのにかなりの怒りモード。何か怒らせるようなことしなかった？ 思い当たるなら早めに謝っちゃいましょう。 ●へそ曲がり度 弱 ▍▍▍▍▍▍▍▍▍▍▍▍▍▍▍▍ 強
べったり	愛情が確認できないと不安になるので、怒っているというよりスネています。気にかけてもらいたいだけなので、早めの返信を！ ●へそ曲がり度 弱 ▍▍▍ 強
まめまめ	楽天家なので、あんまり怒ったりしないけど、曖昧な返事にはイラッとくるみたい。YesかNoかハッキリ意思を伝えましょう。 ●へそ曲がり度 弱 ▍▍▍ 強
ツンツン	喜怒哀楽が激しいタイプですが、本気では怒っていないはず。怒っているフリなので心配無用。誉めてあげるとキゲンも回復！ ●へそ曲がり度 弱 ▍▍▍ 強

i-mode	EZweb	Vodafone live!

意味・用例 「ゴメンネ」しょぼーんなど、弱っている雰囲気をだしたいときに使用。

送信者	コメント
まっとう	相当ヘコんでいるか、さびしがっているサイン。とりあえず、何でもいいからメールしてあげて。きっと喜んでくれます。 ●ガックリ度 弱／強
きっちり	頑固モノなので、なかなか自分から謝ったりしません。これはかなりの反省の表れ！ 早めに許してあげてね。 ●ガックリ度 弱／強
ふらりん	ちょっと落ち込んでいるかもしれないけど、すぐに立ち直ります。何にも言わずにそっと一人にしてあげる方がベター。 ●ガックリ度 弱／強
ひっそり	落ち込んでいても、じっくり考えて結論をだすタイプ。助言だけしてあげれば、あとは一人でなんとかするから安心して。 ●ガックリ度 弱／強
ばっさり	元来が楽観的なので、しばらくするとケロッと立ち直るはず！ 一人で這い上がるタイプなので、そっとしておきましょう。 ●ガックリ度 弱／強
ルンルン	ポジティブ・シンキングがモットー。ちょっと疲れただけじゃないかな？ いたわりのメッセージをあげると立ち直りも早いでしょう。 ●ガックリ度 弱／強
ふんぞり	他人には決して弱味を見せない主義。かなりあなたのことを信頼している証拠です。あなたに力を貸してほしいと思っているかも。 ●ガックリ度 弱／強
ちゃっかり	困ったなぁ、の後に使用しているなら、たいして困ってはいないかも。あなたがどんな態度にでるのか見たいだけ!? ●ガックリ度 弱／強
のほほん	争いごとが大嫌いなので、自分が悪くなくても謝ってしまうタイプです。早くこの悪い状況を突破したいと思っているだけ！ ●ガックリ度 弱／強
べったり	ちょっとでも相手にされないとすぐにしょぼーん。無視されるのが耐えられないから、弱っている自分をとにかくアピール!? ●ガックリ度 弱／強
まめまめ	顔色をうかがうのが得意だから、怒らせたと思ったら速攻で謝ってきます！ こらしめるには、じらしてみるのが効果的かも。 ●ガックリ度 弱／強
ツンツン	言い訳を並べ立てて、いつまでも素直に謝ってこないことが多いこのタイプ。ガツンと言えばハッと気づいてくれるはずです。 ●ガックリ度 弱／強

i-mode	EZweb	Vodafone live!	意味・用例
			「もうヤダ〜☆」しょぼーん、など落ち込んでいるときに使用。

送信者	コメント
まったり	誰かにちょっとでも冷たくされると落ち込む、さびしん坊No.1。深刻に受けとめてるとこっちが疲れちゃうかもよ。 ●落ち込み度 弱 ▮▮▮ 強
きっちり	よっぽどツライことがあったSOSのサイン！ でも頼られるのが大好きなので、逆に相談を持ちかけてみると立ち直るかも？ ●落ち込み度 弱 ▮▮▮ 強
ふらりん	グチは聞くのも言うのも大嫌い！ なので、かなりの精神的ダメージを受けているよう。すぐに電話して話を聞いてあげましょう！ ●落ち込み度 弱 ▮▮▮ 強
ひっそり	感情を表にださないことを信条としているフシがあるので、かなりヤバイ？ アウトドア好きなので、外に連れだしてあげては？ ●落ち込み度 弱 ▮▮▮ 強
ばっさり	感傷的になりやすいので、落ち込むとトコトン落ち込みます。一晩じっくり考えて答えをだすので、そっと見守ってあげて。 ●落ち込み度 弱 ▮▮▮ 強
ルンルン	弱みを見せるのが大嫌いなこのキャラが、しょぽぽんマーク!? ってことは、相談にのってほしいことがあるのかも。 ●落ち込み度 弱 ▮▮▮ 強
ふんぞり	表面上キチッとしている分、メールで弱みをさらけだします。やさし〜く聞いてあげると、立ち直りも早いでしょう。 ●落ち込み度 弱 ▮▮▮ 強
ちゃっかり	悲しくて落ち込んでいるというよりは、面倒くさいときに使う場合が多いよう。思う存分ボケーッとさせてあげましょう。 ●落ち込み度 弱 ▮▮▮ 強
のほほん	あまり人を頼ったりはせず、一人静かに考えて解決するタイプ。遊びに誘ってみると、案外笑顔で現れるかもしれません!? ●落ち込み度 弱 ▮▮▮ 強
べったり	落ち込んでいるというよりも、人恋しくてかまってほしいサインです。メールを返してあげるだけで、元気になるかも！ ●落ち込み度 弱 ▮▮▮ 強
まめまめ	失恋でもしたか、誰かに怒られてしまったのでしょう。ちょっと落ち込みモードだけど、アッという間に元気になるはず！ ●落ち込み度 弱 ▮▮▮ 強
ツンツン	プライドが高いこのタイプが使うってことは、ちょっとヤバイ状態かも。食事にでも誘って話を聞いてあげましょう。 ●落ち込み度 弱 ▮▮▮ 強

| i-mode | EZweb | Vodafone live! | 意味・用例 フラフラ。どーしよう。「遅刻しそう※」など、困った状況を表す。 |

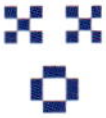

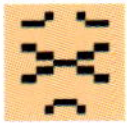

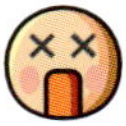

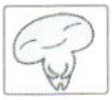

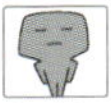

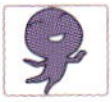

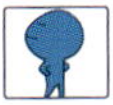

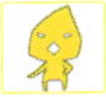

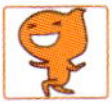

送信者	コメント
まったり ●困った度 弱～強	常に最悪の事態を想定して行動する慎重派。予想以外のことが起こったよう。助けがくるのを待っています！
きっちり ●困った度 弱～強	あまり弱音をはいたり人を頼ったりしない人。もしかしたら、一人じゃ解決できない大きな事件に巻きこまれたのかも!?
ふらりん ●困った度 弱～強	極度の面倒くさがりタイプなので、困ったことがあったら人に任せちゃいます。とりあえず話だけでも聞いてみる!?
ひっそり ●困った度 弱～強	スケジュールが立て込んだり、自分のペースが乱れると混乱します。しばらくそっとしておくのがいいかも。
ばっさり ●困った度 弱～強	楽観的なので、そのうちなんとかなるだろうと思ってます。ホントになんとかするパワーを持っているので心配無用。
ルンルン ●困った度 弱～強	超プラス思考なので、めったに弱音なんかはかないはず。ただちょっとオーバーなので、だまされないようにしましょう。
ふんぞり ●困った度 弱～強	恋人や親しい人には甘えん坊になるので、あなたに気を許している証拠です。やさしくしてあげると元気を取り戻すから安心して。
ちゃっかり ●困った度 弱～強	先を見越して行動するこのタイプだけに、困ったムードはまだまだ低め。でも、今のうちに話を聞いてあげるのがベスト！
のほほん ●困った度 弱～強	自分でなんとかしてしまうタイプなので、まだまだ余裕があるはず。楽しい話題で切り返して、しばらくようすをみてみましょう。
べったり ●困った度 弱～強	困ったことがあったら助けてほしい、いつでも味方になってほしいんです。なのでこれは一種のパフォーマンスの可能性大。
まめまめ ●困った度 弱～強	常に目まぐるしく動き回っているのだから疲れるのも当たり前。「大変ねぇ」などとねぎらいの言葉をかけてあげて。
ツンツン ●困った度 弱～強	スタイリッシュに生きるのがモットーのこのタイプ、あまり弱音をはかず、忙しいのも大好き。あくまでも報告にすぎないでしょう。

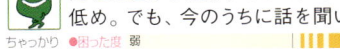

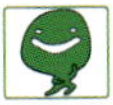

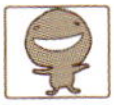

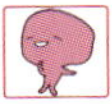

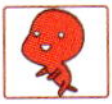

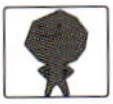

i-mode	EZweb	Vodafone live!

> 意味・用例 「昨日の飲み会🗿だったね。」など、シラ〜ッとした雰囲気をだしたいときに使用。

送信者	コメント
まったり	さびしん坊なので、これは逆にかまってほしいという感情の表れ。本当は興味があって仕方ないはず！ ●無関心度 弱 ▮▮▮ 強
きっちり	自分は自分！ という意識を持っている人だから、かなりシラッとしているよう。このことに関してはすんなり流したい気分では？ ●無関心度 弱 ▮▮▮ 強
ふらりん	気分屋さんのこのタイプ。「へ〜、そうなんだぁ」というのは今だけ。無関心というより、気分がのっていないというだけか？ ●無関心度 弱 ▮▮▮ 強
ひっそり	ひっそり屋さんの心はこのマークがぴったりだから、平常心に近いみたい。それから…？ という話の続きが知りたいだけ？ ●無関心度 弱 ▮▮▮ 強
ばっさり	わからないことや関心がないことにはとことんシビア。「興味ないから話さないで」というバリアを張っているのがうかがえます。 ●無関心度 弱 ▮▮▮ 強
ルンルン	関心のなさがはっきりと表れるタイプなので、まったく興味がないという証拠。その話題はサラッと流すのがベター。 ●無関心度 弱 ▮▮▮ 強
ふんぞり	他人には厳しい意見を持っているから、関心がないわけではないよう。「じゃ、そんなことで！」という気持ちが強いのかも。 ●無関心度 弱 ▮▮▮ 強
ちゃっかり	興味を持つまでに時間がかかるから、ちょっと待ってねの合図かも。しばらくして突然前の話題に戻るのがこの天然キャラ！ ●無関心度 弱 ▮▮▮ 強
のほほん	人の和を大切にする人だから、よっぽど関心がないことなんでしょう。「どうしようかなぁ？」っていう、迷いの意味かも。 ●無関心度 弱 ▮▮▮ 強
べったり	興味の範囲が広いから、関心を持つことも多いみたい。今は他のことに夢中なので、時間をあけてメールしてみましょう。 ●無関心度 弱 ▮▮▮ 強
まめまめ	いろんなことに興味を持っているから、ひとつのことに集中できない。早く次の話題に移りたいっていう、気持ちもあるかも。 ●無関心度 弱 ▮▮▮ 強
ツンツン	好奇心は人より強いから、無関心の表れというよりも、考え込んだり、あきらめるときに使用。怒っているわけではありません。 ●無関心度 弱 ▮▮▮ 強

| i-mode | EZweb | Vodafone live! | 意味・用例 「うふふ」ほんわか。ちょっとうれしい気分を表現したいときに使用。 |

送信者	コメント
まったり	ほのかにうれしい〜！会ってこの気持ちをもっと話したいと思っている。遊びの誘いをかければのってくるでしょう！ ●のほほん度 弱　　　　　　　　　　　　　　　強
きっちり	よっぽどうれしいことがあったみたい。感情を抑えてしまうタイプなだけに、何があったかツッコンであげるのがベター。 ●のほほん度 弱　　　　　　　　　　　　　　　強
ふらりん	本人はホンワカ気分でいるようだけれど、周りからみると「？」かも。ま、キゲンがいいのは間違いないのでそっとしておこう。 ●のほほん度 弱　　　　　　　　　　　　　　　強
ひっそり	この喜び、報告したいような、一人でかみしめたいような！ でも送ってきたってことは、あなたに気を許しているサイン！ ●のほほん度 弱　　　　　　　　　　　　　　　強
ばっさり	私は今キゲンがいいけど、あなたはどう？ という気持ちが強いかも。割と計算高いタイプだから、こちらのキゲンを探ってる!? ●のほほん度 弱　　　　　　　　　　　　　　　強
ルンルン	今はキゲンが良さそうだけど、そんなに長続きはしないかも。この人に会いたかったら、即アプローチがベストでしょう！ ●のほほん度 弱　　　　　　　　　　　　　　　強
ふんぞり	甘えたい気持ちがでてきてる証拠。何かを共有したい、一緒に過ごしたい、という超リラックス・モードをアピールしてる!? ●のほほん度 弱　　　　　　　　　　　　　　　強
ちゃっかり	ロマンチストな一面を持つこのタイプ。いつでもホンワカ気味だけど、特に今はそんなとき！ 同じノリで返信してあげましょう。 ●のほほん度 弱　　　　　　　　　　　　　　　強
のほほん	自己満足ののほほん度が強いようです。でも確実にゴキゲンは絶好調だから、今日はいつも話さないことも話してくれそう。 ●のほほん度 弱　　　　　　　　　　　　　　　強
べったり	毎日楽しく生活したい人なので、このマークの使用頻度は高いみたい。今始まったことじゃないから、フツーに接してOK。 ●のほほん度 弱　　　　　　　　　　　　　　　強
まめまめ	気持ちが変わるたびに、マメに表情を送ってくれます。ゴキゲンが悪い時は、おだてに弱いから、ちょっと持ち上げればバッチリ。 ●のほほん度 弱　　　　　　　　　　　　　　　強
ツンツン	気分がいいのは確かなようなのです。相手から気を遣われるとさらに上キゲンになるので、少し気のきいた言葉をメールしてみて。 ●のほほん度 弱　　　　　　　　　　　　　　　強

| i-mode | EZweb | Vodafone live! |

意味・用例 冷や汗。シャレにならない。「カギなくしちゃった💦」など、困った状況時に使用。

送信者	コメント
まったり	何かヒヤリとした事件があったみたい。これは助けを求めているよう。何があったか、即聞いてみて。 ●ヤバイ度 弱━━━━━━━━ 強
きっちり	かな～りヤバイことが発生中!? 責任感が強いだけにそうとう重荷に感じていそう！ 救いのメールを待っています。 ●ヤバイ度 弱━━━━━━━━━ 強
ふらりん	ヤバイというより面倒なことになった！ という気持ちの表れ。グチを言うのは嫌いなタイプだから報告の要素が強いかも。 ●ヤバイ度 弱━━ 強
ひっそり	曖昧なことが好きじゃないので、ヤバイ状況にガマンできません。「こうすればいいよ」的なハッキリした返信を求めているでしょう。 ●ヤバイ度 弱━━━━━━━━━ 強
ばっさり	楽観的なので、あんまり深刻には思っていないはず。楽しげな言葉で返信すれば、すっかりいい調子に戻るかも。 ●ヤバイ度 弱━━━━ 強
ルンルン	早合点が多いから、本人が思っているほどヤバイ状況ではないようです。持ち前の前向きさでいつのまにか解決するのでは？ ●ヤバイ度 弱━━━━ 強
ふんぞり	親しいと感じている人には甘えてくるから、あなたを頼っている証拠。やさしい言葉で助けてあげると親密感も深まるはず。 ●ヤバイ度 弱━━━━━ 強
ちゃっかり	直感的に判断し、ヤバイと思ったら、いてもたってもいられない。「落ちついて」と返信してあげればひとまず安心します。 ●ヤバイ度 弱━━━━━━━ 強
のほほん	トラブルは自力で解決するのが得意なのに、どうにもならなかった！ あなたにフォローしてほしくて、メールをくれたのかも。 ●ヤバイ度 弱━━━━━━ 強
べったり	あなたからの返信を心待ちにしているよう。特にヤバイ状況ではないけれど、やさしい言葉をかけてもらいたい心境。 ●ヤバイ度 弱━━━ 強
まめまめ	どうしよう？ と思ってパタパタしているだけみたい。要領の良さでなんとかうまくやってしまうから、そっと見守るのがベスト。 ●ヤバイ度 弱━━━ 強
ツンツン	スマートさを重視している人だから、失敗してもなんとか自分で切り抜けちゃう。「こんなこともあった」的な報告と受けとめて。 ●ヤバイ度 弱━ 強

| i-mode | EZweb | Vodafone live! | 意味・用例 「何分待たせるの！👿」など、怒りモードが強いときに使用。 |

送信者	コメント
まったり	相手に気遣われたいから使ってみただけ。本気では怒っていないけど、気にかけてあげないとそのあとが大変なことに。 ●怒り度 弱 ▮▮▮▮▮▮▮▮▮▮▮▮▮▮▮▮▮▮ 強
きっちり	もうブチ切れた！ 冷静なタイプだけにかなりのお怒りモード。ひとまず気持ちを落ちつけてあげるのが先決でしょう！ ●怒り度 弱 ▮▮▮▮▮▮▮▮▮▮▮▮▮▮▮▮▮▮▮▮ 強
ふらりん	ズバズバと発言するのが特徴だから、勢いに任せて送ってしまったのかも。怒っているというより伝えたかっただけ!? ●怒り度 弱 ▮▮▮▮▮▮▮ 強
ひっそり	物事をはっきりさせておきたい人だから、私は怒っています！という率直なアピール。早めに何があったのか聞いてみて。 ●怒り度 弱 ▮▮▮▮▮▮▮▮▮▮▮▮▮▮▮▮ 強
ばっさり	普段でもキツイ言葉をポンポン言えちゃう人なので、真に受けなくても大丈夫。メールの流れでただ使ってみただけかも。 ●怒り度 弱 ▮▮▮▮▮▮▮ 強
ルンルン	本音をあまりださないけれど、だすときは少しオーバー気味。あっさり謝れば、きっとあっさり許してくれる人です。 ●怒り度 弱 ▮▮▮▮▮▮▮ 強
ふんぞり	他人には厳しい面を持っているので、実際はたいしたことではないのにお怒りモード。キゲン直しには、ヨイショメールが一番！ ●怒り度 弱 ▮▮▮▮▮▮▮▮▮▮▮ 強
ちゃっかり	じっくり考える慎重派だから、ガマンできなかったことが爆発したよう。話を聞いてくれるうちに、早いとこ手を打っておこう。 ●怒り度 弱 ▮▮▮▮▮▮▮▮▮▮▮▮▮▮▮▮▮ 強
のほほん	争いごとが嫌いだからめったに怒りは表しません！ これは何かあったのでは？ 原因があなたなら早めの対策が必要かも！ ●怒り度 弱 ▮▮▮▮▮▮▮▮▮▮▮▮▮▮▮▮▮▮ 強
べったり	怒っているわけではなくて気にかけてもらいたいだけ。さびしん坊なので、ちょこちょこメールしてあげてゴキゲンの回復を…。 ●怒り度 弱 ▮▮▮▮▮▮▮ 強
まめまめ	意外と小さなことに腹をたてるタイプ。物事はっきりさせておきたいから、返信にはキッパリとした対応を求めていそう。 ●怒り度 弱 ▮▮▮▮▮▮▮▮▮▮▮▮ 強
ツンツン	何気なく怒っているようすを伝えたかったみたい。でも頻繁に使用されているようならば、かな～り怒っているので注意して！ ●怒り度 弱 ▮▮▮▮▮▮▮▮▮▮▮▮▮▮▮▮▮▮ 強

i-mode	EZweb	Vodafone live!	**意味・用例** 無表情。すっぴん。「今起きた…ー」など、力の入っていないようすを表す。

送信者	コメント
まったり ●無力度 弱━強	気分的にはボーッとしたいけど、楽しいことがあるならスグに動ける状態。放っておいてほしいわけではないので注意。
きっちり ●無力度 弱━強	真面目だから、気を遣うことが多い！ だから余計に今は何もしたくない感じ。今はそっとしておきましょう。
ふらりん ●無力度 弱━強	ちょっと面倒くさいなと思っているみたい。無力というより、これ以上かかわりたくない気分。早いうちに話題を切り替えて！
ひっそり ●無力度 弱━強	意外と一人が好きだから、自分のペースは崩したくないみたい。今は何もしたくない気分！ という気持ちが強いのかも。
ばっさり ●無力度 弱━強	気力が無いときは何を言ってもダメ！ 気が済むまでボーッとすれば、何も無かったようにメールしてくるので待ってましょう。
ルンルン ●無力度 弱━強	今はボケッとしたいけれど、だからといって何もしたくないわけじゃない！ 誘いをかければすぐに気力もアップしてくるはず。
ふんぞり ●無力度 弱━強	親しい人にしか無気力な姿を見せたがらないから、あなたには気を許している。ヤル気のでる返信をほしがっているのでは？
ちゃっかり ●無力度 弱━強	しばらく放っておけばいつのまにか機敏な行動をとっている。今は何も言わずに一人でボーッとしているのが幸せなのかも。
のほほん ●無力度 弱━強	なんか力が入らない〜、というまったりした気持ちをストレートに伝えたかったようす。でも日頃から力の入っていない人ですから！
べったり ●無力度 弱━強	無気力な振りをしているけれど、誘われればすぐにのってくる！ 実は楽しい出来事がないか一生懸命探しているのかも。
まめまめ ●無力度 弱━強	いつもパタパタしているから少し疲れてしまったのでは？ でも気力の回復も早いから、あまり気にしないで大丈夫。
ツンツン ●無力度 弱━強	率直に気持ちを伝える人だから、今は本当に無気力なのかも。時間がたてばすぐに元に戻るからようすをみましょう。

i-mode	EZweb	Vodafone live!

意味・用例 一目惚れ。かっこいい〜!「今日の○○君♥だったね!」のように使うことが多い。

送信者	コメント
まったり ●スキスキ度 弱〜強	安心して気持ちを高ぶらせていいのか迷っている。最悪の結果を予想するのがクセだから、うまくいくか不安もあり。
きっちり ●スキスキ度 弱〜強	思い込んだらまっしぐら! でも不器用だからうまく行かないことも多そう。この気持ちの高ぶりをあなたに知ってほしかった?
ふらりん ●スキスキ度 弱〜強	気持ちが動いたことを表現するのは苦手なはず! そうとうヒートアップしてそうな予感。周りの言葉も耳に入らないでしょう。
ひっそり ●スキスキ度 弱〜強	実は惚れっぽい性格!? 刺激的なことに敏感だから、何か心を揺らす人に遭遇したのかも? くわしく聞いてみて。
ばっさり ●スキスキ度 弱〜強	好きになったらこっちのもの? 早くも効果的なアタック方法を準備中。目はハートでも、冷静に状況判断もしてるからさすが!
ルンルン ●スキスキ度 弱〜強	関心のあるものにはトコトンのめり込むタイプだから、かなり本気モードに入っているみたい。冷静な判断をしてあげましょう。
ふんぞり ●スキスキ度 弱〜強	心を開きかけているよう。ひとたび自分が認めると、かなりひいき目に見てしまうみたい。これからますます熱が上がりそう!
ちゃっかり ●スキスキ度 弱〜強	サービス精神が旺盛な人だから、けっこう使用頻度は高め。でも本気ならこれは、ストーカー的に好きになる前ぶれか?
のほほん ●スキスキ度 弱〜強	客観的な判断をするので、実は意外と冷静。でも頻繁に使っているようなら本気になった証拠だから、話を聞いてあげよう。
べったり ●スキスキ度 弱〜強	これは危険! べったり屋さんがこのマークを使ったら、間違いなくもう恋は始まっている! しばらくは一喜一憂でしょう。
まめまめ ●スキスキ度 弱〜強	ほれっぽいまめまめ屋さんも危険! しばらくは恋しちゃったお相手に、絵文字てんこもりメールを送り続けることでしょう!
ツンツン ●スキスキ度 弱〜強	突然のフォーリン・ラブ状態。かなりお熱が上がっています。でもプライドが高いから、相手からメールが来ないと続きません。

| i-mode | EZweb | Vodafone live! | **意味・用例** あっかんべ〜！「また今度遊ぼうね😝」など、ちょっと照れかくしのニュアンスもあり。 |

送信者	コメント
まったり	お茶目な気分というよりも、ノリで送ってきた感じ。これは同じテンションで返信してあげると大喜びしそう！ ●お茶目度 弱━━━━強
きっちり	真面目なだけに茶目っ気をだすのもまれ。「何かあったの？」などのメールで少し探りを入れてみるのがいいかもね。 ●お茶目度 弱━━━━強
ふらりん	テンションが上がってきている！ 何かいいことあったのかも!? すぐに返信してあげればさらに気分も盛り上がりそう！ ●お茶目度 弱━━━━強
ひっそり	独り好きなのに、これは照れかくしで何かを伝えてきている？ お茶目な裏にかくされた本心を探ってあげましょう。 ●お茶目度 弱━━━━強
ばっさり	あなたを元気づけようとしているのかも。好き嫌いが激しいだけに、あなたを気にかけている表れでもありそう。 ●お茶目度 弱━━━━強
ルンルン	基本的にお茶目な人だから、わりと頻繁にこのマークを使いそう。楽しい気持ちが冷めないうちに返信メールを期待しています。 ●お茶目度 弱━━━━強
ふんぞり	身近な人にしか感情をあらわにしないタイプだから、照れかくしの要素が強いみたい。ウラハラな気持ちの表現でもありそう。 ●お茶目度 弱━━━━強
ちゃっかり	お茶目な部分をチラッとだした瞬間。あなたとの関係をグッと縮めたいと思っているから、返信するならお早めに！ ●お茶目度 弱━━━━強
のほほん	とっても気分がいいか、あなたの心をほぐそうと一生懸命なのかも？ もしかして、何か下心あり!? 返信して真意を探ろう。 ●お茶目度 弱━━━━強
べったり	茶目っ気度100％！ 気にかけてほしい気持ちが強いみたい。次のあなたのアクションにかな〜り期待が高まっている！ ●お茶目度 弱━━━━強
まめまめ	いたずら好きのタイプだから、この絵文字の使用頻度は高そう。まさに「あっかんべ〜！」であなたの気を引いている。 ●お茶目度 弱━━━━強
ツンツン	面白半分で使ってみて、あなたの反応を見たいのでは？ 何か言いたいことがあるのかも。ちょっとツッコンであげましょう。 ●お茶目度 弱━━━━強

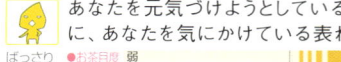

i-mode	EZweb	Vodafone live!

意味・用例 きゃはは。「超ほしかった洋服ゲット！😆」など、うれしい感情を表したいとき。

送信者	コメント
まったり	先のことを考えてしまうタイプなので、うれしいと同時に、ホッとしている感も強いよう。今は安心感に浸っている真っ最中。 ●うれしい度 弱━━━━━━━━━━━━┃┃┃ 強
きっちり	自分の中ではかなりうれしい気分が高まっているから、報告だけはしたいよう。茶化さないで対応してあげましょう！ ●うれしい度 弱━━━━━━━━━━━┃┃┃━ 強
ぶらりん	面倒くさがりなぶん、かな〜りうれしい度が高くないと送ってこない！ この気持ちをくわしく聞いてもらいたいと思っていそう。 ●うれしい度 弱━━━━━━━━━━━━━━┃┃┃ 強
ひっそり	うれしい気持ちをしみじみと味わっているよう。一緒にこの気分にのってほしいわけではなく、報告の意味が強いみたい。 ●うれしい度 弱━━━━━━━━━━━━━┃┃┃ 強
ばっさり	うれしくて小おどりしている感じ。一緒に盛り上がろうよ！的な気分で送ってくれたから、迷わず返信に同じ絵文字を使って！ ●うれしい度 弱━━━━━━━━━━━━━━┃┃┃ 強
ルンルン	今の気分は最高！ 気が変わらないうちに遊びに誘うと、こちらまで楽しくなるような高いテンションで登場してくれるかも！ ●うれしい度 弱┃┃┃━━━━━━━━━━━━━━━ 強
ふんぞり	うれしいから気分も高揚しているよう。こんなときは特に盛り上げメールに弱いから、ノリノリにさせたいなら今かも。 ●うれしい度 弱━━━━━━━━━━━━━━┃┃┃ 強
ちゃっかり	気持ちを共有したいわけではなくて、報告をしたかっただけ。あなたの感想を期待しているので、返信は必ずしてあげよう。 ●うれしい度 弱━━━━━━┃┃┃━━━━━━━ 強
のほほん	みんなにもこの気持ちを伝えたい！ 誰かに喜びを共有してほしいみたい。一緒に喜んであげるだけで満足しちゃいます。 ●うれしい度 弱┃┃┃━━━━━━━━━━━━━━ 強
べったり	楽しさ第一主義だけに、うれしいことにも敏感に反応するから使用頻度は高め。社交辞令的に使うから、特に意味はなさそう。 ●うれしい度 弱━━━┃┃┃━━━━━━━━━━ 強
まめまめ	要領がいいタイプなので、そんなにうれしい気分でなくても使えちゃう。あんまりツッコまなくても本人は気にしないでしょう！ ●うれしい度 弱━━━━━━━┃┃┃━━━━━ 強
ツンツン	喜びもクールに伝えたいから、自分なりにケンソンの意味を込めて使っていそう。両手離しで喜んでいるほどではないみたい。 ●うれしい度 弱━━━━━━━┃┃┃━━━━━━ 強

絵文字に関するアンケート
1,000人に聞きました！
PART.2

1. 好きな人から送られると、最も嬉しい絵文字はどれですか？

順位	回答			
	i-mode	EZweb	Vodafone live!	
1位	ハート	ハート	ハート	45.8%
2位				15.6%
3位				9.0%
4位				4.7%
5位				4.0%

2. 好きな人から送られてきて、最も心配になるのはどれですか？

順位	回答			
	i-mode	EZweb	Vodafone live!	
1位				15.5%
2位				12.2%
3位				11.4%
4位				6.9%
5位				5.7%

3. 自分が最もキゲンがいいときに使うのはどれですか？

順位	回答			
	i-mode	EZweb	Vodafone live!	
1位				27.3%
2位				12.9%
3位				7.0%
4位				5.8%
5位				4.5%

4. お酒を表す絵文字なら、どれを使いますか？

順位	回答			
	i-mode	EZweb	Vodafone live!	
1位				75.1%
2位				11.6%
3位				9.3%
4位			ワイン	4.0%

i-mode　EZweb　Vodafone live!

意味・用例 「ムムム😣…！」ガマンなど、もう少しで怒りモードに入りそうなときに使用。

送信者	コメント
まったり ●ガマン度 弱〜強	何かに追い詰められている？ ガマンというよりピンチかも。救いの言葉を待っているから、早めに返信してあげて。
きっちり ●ガマン度 弱〜強	キレたら手がつけられない！ 何か心当たりがあるならば早めに対策を練っておかないと大変なことになるかもよ!?
ふらりん ●ガマン度 弱〜強	何かグチめいたことを言ってしまった？ くどい会話を嫌うから、早く話題を変えたいのでは？ イライラがつのっているのかも。
ひっそり ●ガマン度 弱〜強	曖昧な態度が苦手なタイプだから、今は特にハッキリした対応を求めていそう。本人は早めに何とかしちゃいたいみたい。
ばっさり ●ガマン度 弱〜強	ガマンというよりも、もう怒っています！ あなたに否があるようならば、早めに謝っておかないと、怒りが長引いてしまうかも。
ルンルン ●ガマン度 弱〜強	別に誇張しているわけではなくて、本当にガマンの限界。でも一人で解決するのが早いから、そんなに慌てなくてもOK！
ふんぞり ●ガマン度 弱〜強	そんなにヤバイ状況ではなさそう。本人は冗談のつもりで使っているだけ。こちらが真剣に考えると本人もその気になるかも。
ちゃっかり ●ガマン度 弱〜強	先が見えなくてあせっている感じも。少し不安になっているので、あなたからの「大丈夫」メールで、励ましてあげては？
のほほん ●ガマン度 弱〜強	誰かを攻めたいわけではなくて、ただ単純にガマンをしているだけ。怒りには変換しないから安心しても大丈夫でしょう。
べったり ●ガマン度 弱〜強	ガマンはまだまだできそうだけど、早めに誰かに受けとめてもらいたい気分。反応してあげないと勝手に険悪ムード突入！
まめまめ ●ガマン度 弱〜強	この人の場合、ガマンというより困ったなぁ、という要素が強いでしょう。そっちががんばってよ、という気遣いもあり？
ツンツン ●ガマン度 弱〜強	キレるかどうかガマンのせとぎわ。プライドが高いから、どうしたらいいのかわからない、と言えない状況なのかも。

i-mode	EZweb	Vodafone live!

意味・用例 さびしいなぁ。「しばらく会えないね」など、せつない気持ちを表現。

送信者	コメント
まったり	人恋しくて仕方ない。あなたにそばにいてほしい気分みたい。無理なら速攻メールを返信してあげるか、電話してあげましょう。 ●恋しい度 弱 ■■■■■■■■■■■■■■■ 強
きっちり	そばにいてほしいというよりも話を聞いてもらいたいだけ。ゆっくり時間をとって思う存分話を聞いてあげるのがベスト！ ●恋しい度 弱 ■■■■■■■■ 強
ふらりん	涙に深い意味はないでしょう。ちょっと相手にしてほしいだけだから、深刻に受け取られると本人はシラケちゃうかも。 ●恋しい度 弱 ■■■■■ 強
ひっそり	この気持ちだけでもわかってほしかった！ 一人でひっそり涙を流すタイプだから。受けとめてあげるだけで満足してくれそう。 ●恋しい度 弱 ■■■■ ■■■■ 強
ばっさり	簡単に人には涙を見せません。結局のところ一人で何とかするので、逆に放っておいた方が回復が早いかもしれません。 ●恋しい度 弱 ■■■■ 強
ルンルン	人恋しさをアピールして、相手の反応を楽しんでいるみたい。でも悪気はないから、こっちもノリで返信すればOKでしょう。 ●恋しい度 弱 ■■■■ ■■■■ 強
ふんぞり	異性ならばあなたに気があるのかも？ 同性ならばあなたを頼りにしている証拠。とにかくあなたと会いたい気持ちは強い！ ●恋しい度 弱 ■■■■■■■■■■■ 強
ちゃっかり	恋しいフリをしていて、あなたを持ち上げたいのかも。意外と計算高いので、実はケロッとしていることが多いので用心しましょう。 ●恋しい度 弱 ■■■■ 強
のほほん	本当はさびしくないけどさびしいフリ？ 一人でも楽しみ方を知っているので、そんなに心配しなくても自分で何とかしちゃいます。 ●恋しい度 弱 ■■■■ ■■■■ 強
べったり	メンタルな部分であなたに頼っているみたい。放っておかれると人恋しさがつのるばかり。早めに返信してあげるのがベスト！ ●恋しい度 弱 ■■■■■■■■■■■■■■■■ 強
まめまめ	純粋で落ち込みやすいけれど、気持ちの切り替えもめっぽう早い！ 元気がなくなっているだけだから、励ましのメールを！ ●恋しい度 弱 ■■■■■■■■■■ 強
ツンツン	めずらしくナイーブになっているようす。最近遊んでいないのでは？ オシャレな場所へ連れだせば、あっという間に元通り。 ●恋しい度 弱 ■■■■ ■■■■ 強

i-mode	EZweb	Vodafone live!

意味・用例 ウッシッシ。うまくいったぞ。「ダイエット成功！」など、達成感を表現した笑顔。

送信者	コメント
まったり	一人でかみしめることが苦手なので、うれしいことはすぐに報告してくる。ここはひとまず褒めてあげるのがいいみたい。 ●達成度 弱 ▮▮▮ 強
きっちり	何事も着実に進めていくタイプなので、達成するのが当然。でもうれしさもひとしおだから、言わずにはいられなかった！ ●達成度 弱 ▮▮▮ 強
ふらりん	気ままな人なので、挨拶代わりに使っているだけ。悲しい文面でも使えちゃう感覚の持ち主だから、あんまり意味はないかも。 ●達成度 弱 ▮▮▮ 強
ひっそり	満足いく結果になって、達成感をじっくりかみしめている感じ。大げさには話さないタイプなので、かなりいいことがあったのかも。 ●達成度 弱 ▮▮▮ 強
ばっさり	達成感＆充実感に浸っている。でも元々楽観的にものを考える人だから、先を見越して喜んでいるところもあり。 ●達成度 弱 ▮▮▮ 強
ルンルン	調子にのってメールをしてきた感じ。「よかったね！」など、ねぎらいの言葉をかけると、さらに上キゲンになってくれるでしょう！ ●達成度 弱 ▮▮▮ 強
ふんぞり	表面上はクールだから、メールで本音をさらけだす傾向あり。ホントにうれしかったのかも。何か謝るなら今がチャンス！ ●達成度 弱 ▮▮▮ 強
ちゃっかり	負ける勝負はしないから、達成できるのはわかっていた!? 本人以上に喜んであげると、逆に謙虚に受けとめそう。 ●達成度 弱 ▮▮▮ 強
のほほん	達成感が溢れているみたい。自慢のように聞こえるけれど、本人は「うれしい気分のおすそ分け」的、気分なのかも。 ●達成度 弱 ▮▮▮ 強
べったり	何かたくらんでいたことが、まんまとうまく行った！ という、喜びに満ち溢れている感じ。はっきり言ってご満悦状態です!! ●達成度 弱 ▮▮▮ 強
まめまめ	いたずらっぽく使っている可能性が高い。もし何かがうまくいっていたとしても、ぬか喜びじゃないといいけれど…。 ●達成度 弱 ▮▮▮ 強
ツンツン	ひかえめな文面であればあるほど、達成感はかなり高そう！ 気のきいた言葉で褒めてあげるとあなたへの信頼度もアップ。 ●達成度 弱 ▮▮▮ 強

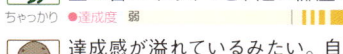

i-mode	EZweb	Vodafone live!

意味・用例 ネコはネコでも、「おやすみ〜🐱」「そうだニャー🐱」などと使って、甘えモードを表現。

送信者	コメント
まったり	一人が嫌いなさびしん坊。あなたにももちろん頼っているけれど、みんなでワイワイと何かをしたい気分が強いのかも。 ●甘え度 弱 ▮▮▮▮▮▮▮ 強
きっちり	めったなことで愛嬌はふりまきません。このマークを使ってきたら、あなたに強い信頼と愛着を感じているという証拠です。 ●甘え度 弱 ▮▮▮▮▮▮▮▮▮ 強
ふらりん	本当は甘えたいのだけれど、本人は何気なく送ったと思っている。うまく理解してあげてやさしい言葉をかけてあげてね。 ●甘え度 弱 ▮▮▮▮▮▮ 強
ひっそり	このタイプが甘えたがっているのはめずらしい！ かなり勇気をだして使っているから、見逃さないでツッコンであげたいところ。 ●甘え度 弱 ▮▮▮▮▮▮▮▮ 強
ばっさり	特に甘えたい気分というわけではなさそう。ちょっと可愛いところをだして、思わせぶりな態度をとっているだけなのでは？ ●甘え度 弱 ▮▮▮ 強
ルンルン	人に弱みを見せるのを良しとしないので、甘えるのも案外苦手。とってもさびしいか、何か感情を隠したくて使っている!? ●甘え度 弱 ▮▮▮▮ 強
ふんぞり	恋人や親しい友人にしか見せない甘えモードの表現！ とにかくあなたに心を許していることは確か。受けとめてあげて！ ●甘え度 弱 ▮▮▮▮▮▮▮▮▮ 強
ちゃっかり	お得意のサービス精神で送ってきたようです。あなたを楽しませようとしてのことだから、特に甘えたいモードではないかも。 ●甘え度 弱 ▮▮▮ 強
のほほん	使ってはみたものの、強がって、甘えたい気持ちを表せません。「何かあったら言ってね」など、さりげないやさしさに今は弱いかも。 ●甘え度 弱 ▮▮▮▮▮ 強
べったり	甘えるのが大好き！ でも拒否されるのがコワイから、実は気持ちを抑えている？ やさしい言葉で安心させてあげるのがベスト。 ●甘え度 弱 ▮▮▮▮▮▮▮ 強
まめまめ	甘えというよりも、愛想をふりまいている感じ。軽いノリで誘いのメールを返せば、速攻で返事がきそうな予感！ ●甘え度 弱 ▮▮▮▮ 強
ツンツン	めずらしく全面的に頼ってきているみたい。でも、息抜き程度にしか考えていないので、サラッとした対応の方がウケがいいでしょう。 ●甘え度 弱 ▮▮▮▮▮▮ 強

i-mode	EZweb	Vodafone live!

意味・用例　相手に愛情を伝えたいとき。恋心を表現。「おやすみ♥」などの使い方が効果的。

送信者	コメント
まったり	さびしん坊なのでかなり頻繁に使用する人。義理チョコでもわりと立派なものを贈るタイプなので、真に受けない方がいいかも。 ●好意度　弱 ▮▮▮　　　　　　　　　　　　　　強
きっちり	恋愛不器用さんだから、ハートマークにはちょっと抵抗あり。頻繁にハートを使用したメールが来るなら、あなたに好意があるみたい。 ●好意度　弱　　　　　　　　　　　　　　　　　強
ふらりん	そのときの気分によって使用する人。本人自身、自分のことがわかっていないので、愛情を量る目安にはならないかも！ ●好意度　弱 ▮▮▮▮▮　　　　　　　　　　　　強
ひっそり	クールなタイプなので、ハートマークの使用頻度はかなり低め。これは脈アリと受け取ってもいいかもしれません!? ●好意度　弱　　　　　　　　　　　　　　　　　強
ばっさり	照れ屋なので使用頻度は低め。でも頻繁に送ってくるようなら、あなたを本気で好きという証拠！ うぬぼれてもOKか!? ●好意度　弱　　　　　　　　　　　　　　　　　強
ルンルン	たくさんの異性に送っている可能性大。ハートには特別な意味を持たせていないので、軽く受け流しておくのがいいみたい。 ●好意度　弱 ▮▮▮▮▮▮▮　　　　　　　　　　強
ふんぞり	外ではクールに見せていても、メールでは甘えん坊になる人が多い！ つきあえば案外、使用頻度は高い人です。 ●好意度　弱　　　　　　　　　　　　　　　　　強
ちゃっかり	愛こそすべてのこのタイプだから、相手を喜ばすためにもハートマークを頻繁に使用。愛情の計算はお得意分野!? ●好意度　弱　　　　　　　　　　　　　　　　　強
のほほん	カケヒキが苦手なので、かなり本気の意味が込められている可能性大！ 精一杯の気持ちを受けとめてあげて！ ●好意度　弱　　　　　　　　　　　　　　　　　強
べったり	愛されたがり屋さんだから、使用頻度はかなりのモノ。ハートマークを返してあげると大喜び！ でも今後のフォローが大変かも。 ●好意度　弱　　　　　　　　　　　　　　　　　強
まめまめ	恋のハンターなので、意味ありげに使用しますが大半がジョーク！挨拶代わりなので、恋心とは無縁のことも。サラリと受け流そう。 ●好意度　弱 ▮▮▮　▮▮▮▮▮　　　　　　　　強
ツンツン	使用頻度は低いでしょう。ただ、好きな相手や恋人にはこっそり送るタイプです。気になる人から送られてきたらこっちのモノ！ ●好意度　弱　　　　　　　　　　　　　　　　　強

i-mode	EZweb	Vodafone live!

意味・用例「ドキドキ！」これから楽しいことが起こりそう！ など、わくわくする表現として使用。

送信者	コメント
まったり	ドキドキ感はあるものの、不安も入り混じっているよう。「大丈夫！」など、励ましの言葉で安心させてあげよう。 ●期待度 弱　｜｜｜｜｜　強
きっちり	地道なことに関心があるから、期待すること自体がまれ。期待というより、緊張感を表現するときによく使いそう。 ●期待度 弱　｜｜｜｜　強
ふらりん	期待するのは得意なので、一人で想像して遊んでいる感じ。その話にこちらがのってみても、すでに違うことを考えている!? ●期待度 弱　｜｜｜　強
ひっそり	期待し過ぎにセーブをかけているみたい。新しいモノや環境が好きなので、何か身の周りで変化が起こったのでは？ ●期待度 弱　｜｜｜　強
ばっさり	「こうなったらいいな〜」的な幸せな思考で心が満たされている！ロマンチストな一面をあなたにさらけだしているのでしょう。 ●期待度 弱　｜｜｜｜　強
ルンルン	想像力がたくましいので、すでに盛り上がっているよう。片思い中でも、頭の中ではバッチリおつきあいしているおめでたさ!? ●期待度 弱　｜｜｜　強
ふんぞり	実は人一倍ドキドキ感をほしがっているから、今は相当楽しいはず。想像をかき立てる言葉を送れば、さらにヒートアップ！ ●期待度 弱　｜｜｜　強
ちゃっかり	最悪のケースをいつでも考えているから、期待度は低め。持ち前のサービス精神であなたを楽しませようとしているのかも。 ●期待度 弱　｜｜｜｜｜　強
のほほん	あんまり期待しない人だから、今はとってもウキウキ！ めずらしく気持ちはパタパタしているよう。一緒に喜んであげましょう。 ●期待度 弱　｜｜｜｜｜　強
べったり	未知の環境などには極端に弱いので、期待というよりも緊張しているみたい。共感してあげれば、リラックスしてくれそう。 ●期待度 弱　｜｜｜｜　強
まめまめ	意外と先のことには興味がない、今の気分を楽しんでいるだけみたい。ゴキゲンな気分をおすそ分けしたかったのかも。 ●期待度 弱　｜｜｜｜｜　強
ツンツン	楽天家なので期待するのはとっても得意！ キゲンもすごくいいときだから、何か謝りたいことがあったら今のうちに！ ●期待度 弱　｜｜｜｜｜　強

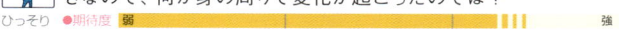

i-mode	EZweb	Vodafone live!	意味・用例
			チュッ！ラブラブ。「いつまでも💕でいようね」など、アツアツ・モード全開のよう。

送信者	コメント
まったり	特定した誰かにだけ送っているということではなさそう。挨拶のKISS代わりにチュッ！としている程度だから気にせずに。●ラブラブ度 弱━━━強
きっちり	裏の意味などありません！率直に相手に気持ちを伝えたいようす。同じマークを返したら、かなり舞い上がっちゃうかも。●ラブラブ度 弱━━━強
ふらりん	気まぐれで送っているから本気にはしないでね。でも奇抜な言葉で返信すれば、逆にこちらに興味津々になるタイプ。●ラブラブ度 弱━━━強
ひっそり	かなり熱烈アピールをしているみたい。相手の気持ちをズバッと聞きたい人だから、遠まわしな返事はタブーですよ！●ラブラブ度 弱━━━強
ばっさり	あなたにラブラブというより、誰かにお熱状態であることを伝えたいのでは？あなた自身にきたら、それはもう愛のコクリ。●ラブラブ度 弱━━━強
ルンルン	あなたにかなり夢中！でも集中力が続かない人なので、返事が必要な内容なら早急に返信してあげましょう。●ラブラブ度 弱━━━強
ふんぞり	茶目っ気をだした愛情表現！あなたとはもっと親しくなりたいと思っているようす。こちらの気持ちを早めに返信してあげて。●ラブラブ度 弱━━━強
ちゃっかり	このマークであなたにプチ愛の告白をしています。小さいハートで照れかくしをしているようですが、実は本気!?●ラブラブ度 弱━━━強
のほほん	他人からは一歩引いた感があるので、ラブラブ・モードに酔いしれてるわけではなさそう。社交辞令の意味合いも!?●ラブラブ度 弱━━━強
べったり	慣れるとすぐに感情移入してくるので、あなたと早く親密になりたいのでは？もっとあなたのこと知りたい！という合図かも。●ラブラブ度 弱━━━強
まめまめ	恋することが楽しいみたい！いろんな人に送っている可能性が高いから、あんまり本気で受けとめない方がいいでしょう。●ラブラブ度 弱━━━強
ツンツン	めったにこのマークを使わないタイプだから、裏を読まずに素直に受け取ってあげて！気になる相手だったら速攻で返信を！●ラブラブ度 弱━━━強

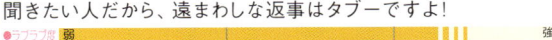

i-mode	EZweb	Vodafone live!	意味・用例 もろ失恋。または「今日はホントに💔」など、残念な結果に終わったときに使用。

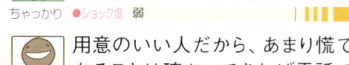

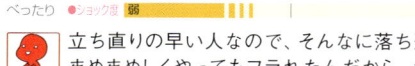

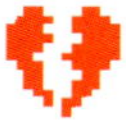

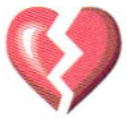

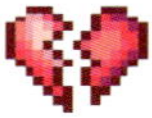

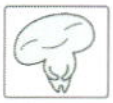

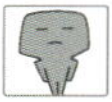

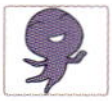

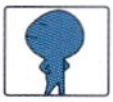

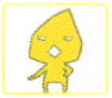

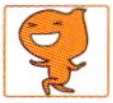

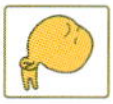

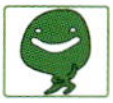

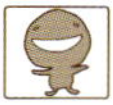

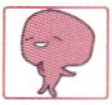

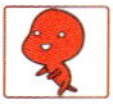

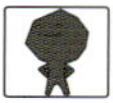

送信者	コメント
まったり ●ショック度 弱━━━┃┃┃━━━━━強	ショックに備えるクセがあるので、やっぱりこうなったか！ の気持ちが強いみたい。実はしっかりしているから安心して。
きっちり ●ショック度 弱━━━━━━━━┃┃┃強	素直にショックを受けたよう。自分が必要とされていると感じたいので、けっこう落ち込んでるかも。連絡してあげましょう。
ぶらりん ●ショック度 弱━━━━━━━┃┃┃━強	感情の起伏が激しいから、落ち込んでいるのは一瞬。でもかなり落ち込んでいるようだから、話だけでも聞いてみて。
ひっそり ●ショック度 弱━━━┃┃┃━┃┃┃━強	事実をしっかり受けとめている感じ。仕方がないと思っているけど、気持ちの切り替えには少し時間がかかるかも…。
ばっさり ●ショック度 弱━┃┃┃━━━━━━強	ショックやあきらめというよりも、おちゃらけムードに近いかも。そんなにダメージがないので、ひとこと励ませば十分。
ルンルン ●ショック度 弱━━━━━━━┃┃┃━強	当たって砕けろの精神で本当に砕けてしまった感じ。意外に傷ついているから、やさしい言葉で包んであげましょう。
ふんぞり ●ショック度 弱━━━━━━┃┃┃━━強	ショック度は高いけれど、周りの目を気にしている感じもありあり。その話題にふれないで、そっとしてあげるのが親切。
ちゃっかり ●ショック度 弱━━━┃┃┃━━━━━強	ハートマーク関係は頻繁に使用するので、これも使用頻度は高いかも。あなたの気を引きたいから使っている可能性大！
のほほん ●ショック度 弱━━━━━━━━┃┃┃強	用意のいい人だから、あまり慌ててはいないけど、ショック状態であることは確か。できれば電話で慰めてあげましょう。
べったり ●ショック度 弱━━━━━━━━┃┃┃強	実はあまりショックではなさそう。でも、こんなにかわいそうな私を放っておかないで！ というヘルプの意味が込められている!?
まめまめ ●ショック度 弱━━━━━┃┃┃━━━強	立ち直りの早い人なので、そんなに落ち込んではいないでしょう。まめまめしくやってもフラれたんだから、ねぎらってあげて。
ツンツン ●ショック度 弱━━━━━━━━━┃┃┃強	プライドの高い人がこのマークを使うということは…！ よほどショッキングな出来事があったようす。慰めの言葉を待っている！

| i-mode | EZweb | Vodafone live! | ラブレター |

意味・用例 「とうとう💌送っちゃった!」など、愛のこもったメールや告白を表す。

送信者	コメント
まったり	愛情確認は頻繁にしたいタイプだから、強い気持ちじゃなくても送れちゃう。けっこういろんな人に送っているかも。 ●ラブラブ度 弱 ▮▮▮▮			強
きっちり	誰彼かまわずこのマークは送らない人。本気の気持ちが見え隠れしてます。好きなら素直に受けとめていいでしょう。 ●ラブラブ度 弱				▮▮▮▮ 強
ふらりん	ラブレターのマークだからといって、その通りに使わないのがこの人。逆に何でもない内容だったりするからご用心！ ●ラブラブ度 弱 ▮▮▮			強
ひっそり	感情をだすのが苦手だから、かなり気合を入れてるかも。けっこう真面目な意味が込められていそうだから茶化すのはNG。 ●ラブラブ度 弱			▮▮▮▮	強
ばっさり	自分がどう思われているのか気にしています。プライドが高いので、愛に応えられないなら丁寧に断りましょう。 ●ラブラブ度 弱		▮▮▮▮		強
ルンルン	愛はこもっているけれど長続きするかはわからない。でも大切に思っていることは確かだから素直な気持ちでありがとうを！ ●ラブラブ度 弱			▮▮▮▮	強
ふんぞり	本心からそう思っていないと送らないから、かなり意味合いは強いかも。恋人か親しい友人にしか送らないのが特徴。 ●ラブラブ度 弱				▮▮▮▮ 強
ちゃっかり	みんなを楽しませたいから、多くの人に送っている!? 返信にも同じマークをつけて、ちょっとドキッとさせてみては？ ●ラブラブ度 弱			▮▮▮ 強
のほほん	わりに地味好きだから、おおっぴらな愛の表現はできるだけ避けたい人。愛を込めて、というよりも茶目っ気か。 ●ラブラブ度 弱		▮▮▮▮		強
べったり	真剣に受け取らなくていいでしょう！ 本人にとっては楽しい気持ちの表れにすぎません。ノリのいい返事で十分。 ●ラブラブ度 弱		▮▮▮▮		強
まめまめ	サービス精神が旺盛だから、使用頻度はけっこう高め。真剣な愛の告白というより、親しみを込めている感じでしょう。 ●ラブラブ度 弱			▮▮▮▮	強
ツンツン	繊細なハートの持ち主なので、本音を絵文字に託したのかも。プライドを傷つけないよう、断るときはやさしくね。 ●ラブラブ度 弱				▮▮▮ 強

i-mode	EZweb	Vodafone live!
♪	♪	♪

意味・用例 ルンルン。楽しいとき。「今日はいい天気だね♪」などと伝えば、気分の良さを表現できる。

送信者	コメント
まったり	人の心を読むのがうまいから、自分がというよりも、あなたのゴキゲンをうかがって二人でテンションを合わせたいみたい。 ●ゴキゲン度 弱　　　　　　　　　　　　強
きっちり	冷静なタイプだから、このテの絵文字は本当にゴキゲンなときにしか使いません。しばらくこの気持ちを楽しんでいるはず。 ●ゴキゲン度 弱　　　　　　　　　　　　強
ふらりん	楽しいときにはかなり頻繁に使用。でも急に感情が変化するから、あんまり間をおいて返信すると温度の違いにビックリ！ ●ゴキゲン度 弱　　　　　　　　　　　　強
ひっそり	気分がのってきている証拠。オープンテラスのカフェなど、開放的な場所へ誘えばさらにウキウキ度が増してきそう！ ●ゴキゲン度 弱　　　　　　　　　　　　強
ばっさり	キビシイひと言のあとにこのマークが付いている場合も。でも本人はゴキゲンなつもりだから、気にしないでサラリと流して。 ●ゴキゲン度 弱　　　　　　　　　　　　強
ルンルン	好奇心が強いから、意外と使う頻度も高いでしょう。興味があってウキウキ感もあるけれど、長続きはしないかも。 ●ゴキゲン度 弱　　　　　　　　　　　　強
ふんぞり	実はこれを使う頻度が高いみたい。社交辞令的にもよく使うから、ゴキゲン度をはかる目安にはならないでしょう。 ●ゴキゲン度 弱　　　　　　　　　　　　強
ちゃっかり	今はゴキゲン度が高いから、人も楽しませてあげたいと思っています。速攻で返信すると、かなり喜んでくれるでしょう。 ●ゴキゲン度 弱　　　　　　　　　　　　強
のほほん	ちょっとイイことあったみたい。自分のことを淡々としゃべり始めて止まらなくなっちゃうから、時間がない時は要注意。 ●ゴキゲン度 弱　　　　　　　　　　　　強
べったり	いつだって楽しい気分でいようとするから、使用頻度はかなり高め。自分の気分を盛り上げるために使っている可能性も。 ●ゴキゲン度 弱　　　　　　　　　　　　強
まめまめ	全タイプのなかでは文末での使用頻度が一番高い！ ノリノリじゃなくても使えちゃうから、文面をよく読みましょう。 ●ゴキゲン度 弱　　　　　　　　　　　　強
ツンツン	自分のゴキゲン度とは関係なく、メールに楽しさをのせたいだけでは？ でもフキゲンなわけじゃないので、安心してね。 ●ゴキゲン度 弱　　　　　　　　　　　　強

i-mode	EZweb	Vodafone live!	**意味・用例** テンションが高めだったり、気分の良さを表現。「おごってもらっちゃった♫」など。

送信者	コメント
まったり	楽しいときでも先のことをいろいろ心配する人だけど、今はノリノリ！何かを一緒に楽しみたい気持ちが強いようです。 ●テンション度 弱 ▮▮▮ 強
きっちり	最高に楽しそう。こういうときは、とにかく人の話を聞いていない場合が多いので、大事なことはあとで話す方がいいでしょう。 ●テンション度 弱 ▮▮▮ 強
ふらりん	今は超ゴキゲンでハイテンション。何か謝るなら今！でも1時間以内に返信ができないようなら、再度気分を確かめましょう！ ●テンション度 弱 ▮▮▮ 強
ひっそり	めずらしくハイテンション!? 普段は孤独を愛する人だけど、今日は誰かと遊びたい気分。一緒にいると楽しませてくれそう！ ●テンション度 弱 ▮▮▮ 強
ばっさり	とってもゴキゲンなよう。誘いのメールにこのマークがついていたら、今日はおいしいものをおごってくれるかも！ ●テンション度 弱 ▮▮▮ 強
ルンルン	だいたいがハイテンションの人だけど、今日は特にいいことあり？絶好調ぶりをアピールしたいようだから、つきあってあげて。 ●テンション度 弱 ▮▮▮ 強
ふんぞり	王様気分になっている!? 何か頼みたい事があったら今のうちに伝えておくと、スムーズに聞き入れてくれるでしょう。 ●テンション度 弱 ▮▮▮ 強
ちゃっかり	自分は好調だけどあなたはどう？ というサービス精神が表れています。今日会えばもっと楽しませてもらえるかも。 ●テンション度 弱 ▮▮▮ 強
のほほん	わりに冷静な人だけど、急激な感情変化があったかな？ 恋がうまい具合に展開しているのかも。ツッコンであげましょう。 ●テンション度 弱 ▮▮▮ 強
べったり	いつもに増してノリの良さはあるけれど、調子にのらせるのはNG。遊びの誘いだったら、自分の気分に合わせましょう。 ●テンション度 弱 ▮▮▮ 強
まめまめ	ストレスから解放されてか、かなりいい調子。でもハイテンションすぎるなら、頭を冷やしてあげるのが本人のためかも。 ●テンション度 弱 ▮▮▮ 強
ツンツン	周りの反応を気にしながらも、けっこうゴキゲンな感じ。「何かいいことあったの？」などと聞いてあげれば、話が止まらないかも。 ●テンション度 弱 ▮▮▮ 強

i-mode	EZweb	Vodafone live!

意味・用例 チュッ！お色気をだしたいとき。「お・や・す・み ♥」などと使えば効果テキメン。

送信者	コメント
まったり	かなりの恥ずかしがり屋さんなので、これは大胆なアピール。もしくはあとで、相当のお願い事があるのかも…。 ●意味深度 弱 ▬▬▬▬▬▬▬▬▬▬ 強
きっちり	こんなことはめったにありません！ けっこう勇気ある決断でしょう。茶化さないで、愛があるなら同マークを返信して。 ●意味深度 弱 ▬▬▬▬▬▬▬▬▬ 強
ふらりん	この人が使うキスマークは、ジョークやお願い事があるときが多いでしょう。特に男子はこのマークに弱いからだまされないように！ ●意味深度 弱 ▬▬▬▬▬ 強
ひっそり	使用頻度は低いので、かなりの本気モードか。いずれにせよ関係性が深くないと使わない性格なので、この愛は本物!? ●意味深度 弱 ▬▬▬▬▬▬▬ 強
ばっさり	愛情を込めて、というよりもメールの雰囲気を楽しんでもらいたくて使用。相手のリアクションも特に求めてはいないかも。 ●意味深度 弱 ▬▬▬ 強
ルンルン	刺激的なことを好むので、あえてあなたに深い意味を読んでもらいたいと思っています。本当の意味を探ってあげて…。 ●意味深度 弱 ▬▬▬▬▬ 強
ふんぞり	普段カチッとしているぶん、色気をだすときは本気でだしちゃう。いろんな意味でOKというサインかも。恋は発展の予感。 ●意味深度 弱 ▬▬▬▬▬ 強
ちゃっかり	相手をドキドキさせよう、という軽い気持ちで送っています。でも逆に同じマークを返信されると、とたんにその気になりそう！ ●意味深度 弱 ▬▬▬ 強
のほほん	思い切って使ってみた感があるので、受け流されちゃうと逆に恥ずかしい気分に。このギャグにのってあげてね。 ●意味深度 弱 ▬▬▬▬ 強
べったり	意味深な態度は得意中の得意。相手の気を引くだけ引いて落とす、ってこともあり。もうこの際、だまされてみては？ ●意味深度 弱 ▬▬▬ 強
まめまめ	これはあからさまな表現！ あなたともっと近づきたいと思っています。裏に意味はないので、絵文字どおり受け取りましょう。 ●意味深度 弱 ▬▬▬▬▬▬▬▬ 強
ツンツン	おちゃらけているようで案外本心を託していそう。メンツをつぶさないように、受け取ったら流さず、反応はしっかりと！ ●意味深度 弱 ▬▬▬▬▬ 強

			意味・用例 パンチ。怒り。気合い。「浮気したら👊」など、愛情表現まわりでも使用可。
i-mode	EZweb	Vodafone live!	

送信者	コメント
まったり	やさしい人なので、怒りの表現としてはあまり使用しません。愛あるパンチの意味でしょう。ありがたく受け取りましょう。 ●怒り度 弱　　　　　　　　　　　　　　　　　　　　　強
きっちり	かなり怒っています。男同士ならマジゲンカになる勢い。反省してるんだったら、早いとこ謝った方がよさげです。 ●怒り度 弱　　　　　　　　　　　　　　　　　　　　　強
ぶらりん	けっこう怒っています。ウジウジするのが嫌いだから、すぐにパンチもだしちゃうけど、気持ちがおさまるのも早い人です。 ●怒り度 弱　　　　　　　　　　　　　　　　　　　　　強
ひっそり	ふだん冷静な人なので、お怒り度はかなりのもの。根に持つタイプなので、思い当たるフシがあるなら早めに謝りましょう。 ●怒り度 弱　　　　　　　　　　　　　　　　　　　　　強
ばっさり	怒ってはいますが、まだ余裕あり。でも早めの返信が無難。次回会うときはつまらないものでも、プレゼント作戦がいいかも。 ●怒り度 弱　　　　　　　　　　　　　　　　　　　　　強
ルンルン	あまりこのマークは使わないので、けっこう怒っていると読みましょう。ハートマークなどでしっかりフォローの返信を。 ●怒り度 弱　　　　　　　　　　　　　　　　　　　　　強
ふんぞり	怒っていますが、怒りのピークには達していません。まだこのくらいのうちに、絵文字たっぷりのメールでキゲン直しを。 ●怒り度 弱　　　　　　　　　　　　　　　　　　　　　強
ちゃっかり	友達同士のジョークで入れることはあっても、怒りではあまり使用しません。もし怒りの意味なら、速攻でフォローしましょう。 ●怒り度 弱　　　　　　　　　　　　　　　　　　　　　強
のほほん	メール相手にではなく、誰かに対して怒って使うことはたびたび。グチを聞いてほしいだけなので、やさしく聞いてあげましょう。 ●怒り度 弱　　　　　　　　　　　　　　　　　　　　　強
べったり	無邪気な人なので、ちょっと怒ってもこのマークは使いがち。コイツー、という愛情表現でもあるので真意を読み取りましょう。 ●怒り度 弱　　　　　　　　　　　　　　　　　　　　　強
まめまめ	人当たりのいい人なので、怒りの意味ではあまり使いません。恋人にはむしろ愛情表現として使用するのが特徴。 ●怒り度 弱　　　　　　　　　　　　　　　　　　　　　強
ツンツン	ふだんからよく怒る人なので、今に始まったことではありません。怒り度は中くらい。適当にキゲンをとっておきましょう。 ●怒り度 弱　　　　　　　　　　　　　　　　　　　　　強

| i-mode | EZweb | Vodafone live! | **意味・用例** キラキラ、トキメキ、「車の免許とれたよ✨」など、新鮮な気持ちを表現。|

送信者	コメント
まったり ●フレッシュ度 弱━━強	気分一新！元気が湧いてきているみたい。あなたにもこの気持ちを分けてあげたいと思っているので、受け取ってあげて。
きっちり ●フレッシュ度 弱━━強	よりいっそう頑張るぞ！ という気分を相手に伝えたいようす。黙々と物事に打ち込みだすから、誘うなら今がチャンス！
ふらりん ●フレッシュ度 弱━━強	お天気屋さんだからフレッシュ感がないと生きていけないところあり。今に始まったことではないからそっとしておきましょう。
ひっそり ●フレッシュ度 弱━━強	ひっそりと一人で新鮮な気持ちを味わっています。でも今はゴキゲンだから、誘うと一緒に遊びに行くかも。
ぱっさり ●フレッシュ度 弱━━強	ストレスから抜けだせたのか、とっても爽やかな気分。フットワークも軽いから、何か頼み事があれば今がチャンス！
ルンルン ●フレッシュ度 弱━━強	いったんリセットしてピュアな気分を高めています。いつもより好奇心旺盛なので、新しい話題にはすぐに飛びつきそう。
ふんぞり ●フレッシュ度 弱━━強	気分転換というよりも、ステップアップしたいという気持ちが強いよう。精神面が充実しているので、頼み事をしたいなら今。
ちゃっかり ●フレッシュ度 弱━━強	新鮮な環境に楽しさを感じています。でも本当は不安も多いから、あなたに良いアドバイスをもらいたいのかも。
のほほん ●フレッシュ度 弱━━強	新しい環境にご満悦なようす。希望に満ちあふれているので、今はあまり文句を言わないように。ゴキゲンを持続させて。
べったり ●フレッシュ度 弱━━強	人見知りをするわりには、恋多き人。このキラキラは、また新しい恋を見つけたのかも。本人はマジだから、聞いてあげて。
まめまめ ●フレッシュ度 弱━━強	何かいいものを見つけて、ウキウキしているようす。いつもより輪をかけて上キゲンだから、誘うと楽しい飲み会ができそう。
ツンツン ●フレッシュ度 弱━━強	汚れを知らない子どものように、何かを純粋に信じられる人。今は期待で胸がいっぱいのようだから、一緒に夢をみましょう。

i-mode	EZweb	Vodafone live!

意味・用例 寒さ、冷たさを表現したり、なで肩なところから、「ひと安心だよ🐧」など、安堵感も表せる。

送信者	コメント
まったり	やっと肩の荷がおりたと思っています。こんな日は仲間と遊びに行きたいなぁと思っているはず。誘ってあげましょう！ ●ひと息度 弱 ▮▮▮▮▮▮▮▮ 強
きっちり	冷静沈着なので、ひと息ついてもいつもと変わらないよう。状況報告の意味合いが強いので、特にその話に触れなくてもOK。 ●ひと息度 弱 ▮▮▮ 強
ふらりん	確かにひと息ついているけど、頭ではもう違うことを考えていることが多い。放っておいてもそのうちひと休みするでしょう。 ●ひと息度 弱 ▮▮▮▮▮▮ 強
ひっそり	安心した気持ちを伝えたいみたい。今はのんびりできる時間と割り切っているから、思う存分リラックスさせてあげましょう。 ●ひと息度 弱 ▮▮▮ 強
ばっさり	開放された気分でいっぱいだけど、今はかなり疲れていそう。責任感が強いので、相談ごとなどはあとにした方がいいでしょう。 ●ひと息度 弱 ▮▮▮▮▮▮ 強
ルンルン	この人は何の意味もなくこのマークを使います。意味不明のように使って、ちょっと気を引きたい感じ。対抗してひよこを返すとか！ ●ひと息度 弱 ▮▮▮ 強
ふんぞり	甘えたモードに入りかけている証拠。早くあなたに会って完全にリラックスしたいのかも。思い切りのんびりさせてあげて。 ●ひと息度 弱 ▮▮▮▮▮▮ 強
ちゃっかり	少しの間ボーッとしたいという気持ちの表れ。のんびりしたいけど一人ではさびしいから、誘いのメールが続くかも。 ●ひと息度 弱 ▮▮▮ 強
のほほん	ほっとひと息状態に入りました。スロースターターなので、次に腰を上げるのはまだ先か。待ってあげるのが本人のため。 ●ひと息度 弱 ▮ 強
べったり	今ならゆっくりできるよ〜！ という誘いの意味も含まれています。疲れてても、一人より二人、と考える人なので連絡してみて。 ●ひと息度 弱 ▮▮▮ 強
まめまめ	ホッとひと息ついてもすぐに違うことに興味がわいてくるから、今は束の間の休息。めずらしいからそっとしといてあげましょう。 ●ひと息度 弱 ▮▮▮▮▮▮ 強
ツンツン	ひと息ついているのはポーズだけ、忙しいのが大好きだから、常に心は動いていそう。誘いがかかるのを待っているはず！ ●ひと息度 弱 ▮▮ 強

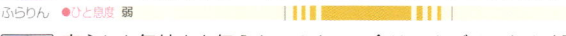

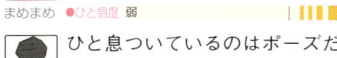

✚ 絵文字メール・クリニック ✚
PART.1

> 🕐 2005/02/17 20:15
> FROM ××××@docomo.ne.jp
> SUB お疲れですぅ♪
>
> こんばんゎ😊。お仕事頑張っていますか？今日は超☆さむいですねぇ🥶。Y実はTさんの歌を聴いてあったまりたい気分で🔥。プライベートなことですが、ちょっと聞いてもらいたいこともあるし。今日か明日、会えませんか❓？

[問題のメール]

相談者　大阪府　38歳会社員（男）

よく行くキャバクラのY実ちゃんと、頻繁にメールのやりとりをしています。営業だと言い聞かせてはいるものの、もしかしたら僕にしかこんなメールを送っていないのかも、と思うとツイツイ会社帰りに…。期待を込めて知りたいのですが、これってY実ちゃん、一体どういう気持ちでメールを送ってくれているんでしょう？迷える中年男子に、診断をお願いします！ちなみに彼女の生年月日は、昭和54年10月28日です。

診断　　　　　　　　　　　彼女のキャラクター＝

彼女は典型的な「ルンルン屋」ちゃんです。ちょっぴり悲しい感じをアピールしていますが、ルンルン屋ちゃんの涙はカラッと乾いているのが特徴。サービス精神が旺盛なわけではないので100％営業ではありませんが、仕事とプライベートをきっちり分けられるクールさもあるので、特にあなただけに送っているワケではないでしょう。結論から言えば、これを営業メール以上にとらえるのはオメデタ過ぎ！それでも男子心がうずき、お店に通ってしまうあなたは、彼女にしてみれば絶好のカモ！もう食べられるしかありませんね！

i-mode	EZweb	Vodafone live!

意味・用例 ヒヨコ。愛くるしいようすを表現。「まだまだ🐤」など、子どもっぽいことを表すことも可能。

送信者	コメント
まったり	会いたい気持ちが炸裂。こちらを楽しませてくれていると同時に、あなたのゴキゲンもうかがっている感じ。連絡してみましょう。 ●甘え度 弱　　　　　　　　　　　　　　強
きっちり	愛嬌をふりまくことには慣れていないこの人にとっては、かなりのパフォーマンス。精一杯かわいらしさを表現してみました！ ●甘え度 弱　　　　　　　　　　　　　　強
ふらりん	気分にムラがあるので、愛嬌のふりまき方も突然！　でも何かを隠している感じもするので、探りを入れてみるといいかも。 ●甘え度 弱　　　　　　　　　　　　　　強
ひっそり	かわいらしさをアピールするのは大の苦手！　よく思われたいと思って使用しているから、やさしい反応を期待している!? ●甘え度 弱　　　　　　　　　　　　　　強
ばっさり	基本的には大人キャラだからあまり使いません。今はちょっと甘えたいのかも。少しお疲れかもしれないのでねぎらってあげては？ ●甘え度 弱　　　　　　　　　　　　　　強
ルンルン	使用頻度はかなり高めですが、興味がなかったりフキゲンなときは使用しません。ペンギンなどを返してあげれば喜んでくれます。 ●甘え度 弱　　　　　　　　　　　　　　強
ふんぞり	お疲れなのか、精一杯甘えたいごようす。男子ならひざまくら級を夢見ています。女子は頭なでなで級を期待！　さぁどうする？ ●甘え度 弱　　　　　　　　　　　　　　強
ちゃっかり	やさしい人だから、使用頻度は高め。かわいいと思われたいのではなく、相手を和まそうと一生懸命。同じ絵文字を返してあげて。 ●甘え度 弱　　　　　　　　　　　　　　強
のほほん	この絵文字を使って、相手の警戒心を解いているのかも。早く相手に心を開いてもらいたいという気遣いで思わず使ってみた？ ●甘え度 弱　　　　　　　　　　　　　　強
べったり	人見知りが激しいから、早く打ち解けたくて送ったのかも。ただ甘え上手な人だから、使い方も上手。その甘え、営業かも！ ●甘え度 弱　　　　　　　　　　　　　　強
まめまめ	まめまめしくメールも送れる人だから、ひよこちゃんはお手のもの。愛嬌に加え、「会いたいなぁ」というメッセージが隠れてます！ ●甘え度 弱　　　　　　　　　　　　　　強
ツンツン	センスがいいから、文章にキュートさをプラスしたくて使用。甘えたくて使ってるわけじゃないみたい。なんか食べさせて、の意味も。 ●甘え度 弱　　　　　　　　　　　　　　強

i-mode	EZweb	Vodafone live!

意味・用例 犬。忠実な気持ち。「明日12時に待ってるよ〜🐶」などと使うと効果的。

送信者	コメント
まったり	心を許していることをアピールしているよう。相手に対して不安がなくなったときにも使いそう。距離が縮まった証拠。 ●忠誠度 弱 ▓▓▓▓▓▓▓▓ 強
きっちり	相手のために何かしてあげたい気持ちの表れ。愛情いっぱいです。好きな人からだったら、かなりいい感じ！ 尽くしてくれそう。 ●忠誠度 弱 ▓▓▓▓▓ 強
ふらりん	使用頻度はかなり低め。極度の犬好き以外は、何か後ろめたいことがあったのでは？ 妙にやさしかったらちょっとヘンかも！ ●忠誠度 弱 ▓▓ 強
ひっそり	自己完結したい人なので、あまり他人に忠誠心はありません。犬好きか、おちゃらけメールの意味が強いでしょう。 ●忠誠度 弱 ▓▓ 強
ばっさり	秘めた情熱を持っているから大切な人には尽くします。心を許してるから安心してね！ という気持ちが込められているみたい。 ●忠誠度 弱 ▓▓ 強
ルンルン	義理、人情を大切にしているから、お世話になった人にはめっぽう親切。きっとあなたにも、その気持ちが強いのでしょう。 ●忠誠度 弱 ▓▓▓▓ 強
ふんぞり	プライドが高いので、誰にでも心は開きません。これが送られてきたら、親しくなった印と見ていいでしょう。もう一歩で恋人？ ●忠誠度 弱 ▓▓▓ 強
ちゃっかり	使用頻度はわりに高め。恋人や親しい人にはかなりの忠誠心を持っています。だからこそ、約束を破ったらコワイかも。 ●忠誠度 弱 ▓▓▓▓ 強
のほほん	争いごとが嫌いなので、純粋にあなたの敵ではないことをアピール。和やかな雰囲気で返信してあげると喜んでくれそう。 ●忠誠度 弱 ▓▓▓ 強
べったり	一度信用した人にはかなりの忠誠心があります。信頼しているんだよ！ という気持ちを素直にアピール。裏切ると血を見ます。 ●忠誠度 弱 ▓▓▓ 強
まめまめ	犬とわからず、ただかわいいから使っているかも。何を送るかではなく、マメにメールを送ることが最大の愛の表現なんです。 ●忠誠度 弱 ▓▓ 強
ツンツン	好きになった人への忠誠心は強い人。これが送られてきたら、けっこう信頼されている証拠。恋はもう始まっている!? ●忠誠度 弱 ▓▓▓▓ 強

| i-mode | EZweb | Vodafone live! | 意味・用例 ぶた。ブーイング。太った表現としても使用。「ここのとこ🐷なのよぉ…」など。|

送信者	コメント
まったり	ブーイングの意味で使っているなら、あなたではなく他人のことでしょう。面と向かって言えない人だから聞いてあげて。
きっちり	物事を公平に見る人なので、あなたへの文句なら聞く価値あり。きっとあなたのためを思って言ってくれてるはず！
ふらりん	ジョークが好きなので使用頻度は高め。あなたをからかうために使います。軽くダイエットネタでも返しておきましょう。
ひっそり	人から太った？ と言われる前に、ひそかにダイエットするタイプ。余裕で使うあたり、ダイエットに成功したのかも！
ばっさり	冗談がキツイ人だから、同じ絵文字を返してあげましょう。でもホントに太ったのかもしれないから、チェックしてみては？
ルンルン	関心があるからこそちょっと文句を言いたいみたい。軽いノリでも白黒はっきりさせたい人だから、返事はお早めに！
ふんぞり	厳しい人なので、この絵文字で怒りをあらわすことはないでしょう。むしろ、自分が太ったことを軽く申告しているのでは？
ちゃっかり	気を遣う人なので、ブーイングの気持ちをこれであらわすことが多いかも。 あなたへ向けられたものなら、誠実に受けとめましょう。
のほほん	案外、容姿を気にする人なので、自分の体重は気にしがち。これを使うことで自分にダイエット魂をたたき込んでいる!?
べったり	恋に生きる人にとって容姿は重要。体のラインを気にしているから、自分にも他人にもツッコミがキビシイ。大きなお世話！
まめまめ	瞬発力はあるけど持続力がないこの人。きっとダイエットがうまくいかなくて自分にブーイング？ 励ましてあげましょう。
ツンツン	スタイリッシュに生きたい人だからこそ容姿は大事。常にダイエットを意識してるから、使用頻度は高め。ごもっとも！

i-mode	EZweb	Vodafone live!	意味・用例

GOOD！OK！など、プラスのイメージ。「やったね⤴」などと使うのが効果的。

送信者	コメント
まったり ●ゴキゲン度 弱━━━強	マイナス思考の傾向が強い人だけど、今日は特別うれしいことがあったよう。あなたと喜びを分かち合いたかったみたい。
きっちり ●ゴキゲン度 弱━━━強	真面目なタイプだけに、今日はかなりの浮かれモード。話したくてウズウズしてるから、早めに返信してあげるとさらにテンションアップ！
ふらりん ●ゴキゲン度 弱━━━強	たいしたことじゃなくても使います。ゴキゲンというよりも、いつもよりちょっと気分がいいくらい。あまり気にしないでね！
ひっそり ●ゴキゲン度 弱━━━強	静かな喜びをあらわしています。「イイことあったんだー」などの密かなサイン。でも詳細に干渉するのは厳禁！フキゲンにさせる恐れも。
ばっさり ●ゴキゲン度 弱━━━強	OK！の意味で使ってくることが多い。キゲンもいいので、普段なら言いづらいことも言えそうな空気。何かあれば今がチャンス！
ルンルン ●ゴキゲン度 弱━━━強	常にこんな調子ではあるけれど、より楽しいことがしたい気分。会えないのなら、メールのやりとりだけでも盛り上がれるでしょう。
ふんぞり ●ゴキゲン度 弱━━━強	何だかとってもイイことあったみたい。キゲンもこれ以上ないぐらいに良好。頼みづらいお願いなどができるグッドタイミング。
ちゃっかり ●ゴキゲン度 弱━━━強	キゲンがいいのは確かだけど、相手をのせたい策略もあり？まだよく知らない異性なら、ちょっと用心が必要かも。
のほほん ●ゴキゲン度 弱━━━強	小さなことでも、何かいいことがあったのでしょう。あまり使わないので、一緒に喜んであげるとあなたへの信頼度もアップ。
べったり ●ゴキゲン度 弱━━━強	子どものように素直に何かを喜んでいる感じ。でも子どものようにわがままなので、ちょっと油断するとすぐ下向きの矢印に…。
まめまめ ●ゴキゲン度 弱━━━強	使用頻度は高め！文中に入れることが礼儀とすら思っています。特にノリノリってわけではないので、いつもどおりの対応でOK。
ツンツン ●ゴキゲン度 弱━━━強	気分は絶好調。でもハメを外しやすい状態のようだから迷惑をかけられる危険性もあり。特に飲み会では距離をとっておこう。

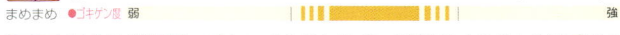

i-mode	EZweb	Vodafone live!

意味・用例 ブーイングや却下など、マイナスイメージ。「ふざけるな ↘」などと使うとけっこうコワイ。

送信者	コメント
まったり	いや〜なことがあったもよう。グチを言いたくてウズウズしています。無視しちゃうとあとが大変なので、覚悟を決めて話し相手に。 ●フキゲン度 弱━━━━━━━━ 強
きっちり	本来気が長いタイプだけに、この絵文字を使うということは黄色信号の合図。何か心当たりがあるなら早めのフォローを！ ●フキゲン度 弱━━━━━━━━ 強
ふらりん	たいしたことじゃなくても使用頻度は高め。でも特別フキゲンというわけではなく、調子がのらないな、という程度でしょう。 ●フキゲン度 弱━━━━━━━━ 強
ひっそり	冗談抜きで怒りモードに突入していそう。こちらに非があるならば、早めに反省の態度を見せないと大変なことに…。 ●フキゲン度 弱━━━━━━━━ 強
ばっさり	あなたに文句を言いたい気持ちが高まっています。何かマズイことしなかった？ あなたのキッチリとした対応を望んでいるよう。 ●フキゲン度 弱━━━━━━━━ 強
ルンルン	たいていは本気の怒りではなく、な〜んかおもしろくないのよね〜、という程度。たびたび使うようなら、軽いうつ状態か？ ●フキゲン度 弱━━━━━━━━ 強
ふんぞり	テンション高めでフキゲン。少し厄介な状態だけど、裏を返せば本音でぶつかってきてくれている証拠。こちらも本音の対応を！ ●フキゲン度 弱━━━━━━━━ 強
ちゃっかり	ちょっとカッとなり思わず送ってしまったみたい。継続した怒りではないけれど、誠実な対応をすれば親密度はグッと高まりそう。 ●フキゲン度 弱━━━━━━━━ 強
のほほん	軽いブーイングのノリで送ってきてます。真面目に受け取られると恐縮しちゃうので、「ごめんね、テヘッ」ぐらいがいいでしょう。 ●フキゲン度 弱━━━━━━━━ 強
べったり	「やってられない！」と言う心の叫びを、あなたに知ってもらいただけ。でも無視をするとヘソを曲げるので返信は必須！ ●フキゲン度 弱━━━━━━━━ 強
まめまめ	ちょっとイジケてしまったみたい。さびしさの表れでもあるので、ゴハンなどに誘ってあげれば、いつもの調子に戻るはず！ ●フキゲン度 弱━━━━━━━━ 強
ツンツン	ゴキゲンナナメなよう。上手くおだてればすぐにキゲンは直るけれど、再発する可能性も高め。じっくり話し合いたい気分なのかも。 ●フキゲン度 弱━━━━━━━━ 強

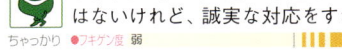

i-mode	EZweb	Vodafone live!	意味・用例

怒り、キレそうな精神状態。「もう待てない※」など、怒りの限界を表すときに使用。

送信者	コメント
まったり ●限界度 弱〜強	ちょっとナーバスになっています。あなたに対してというよりも自分に対してのイラだちかも。いつもよりいたわってあげて。
きっちり ●限界度 弱〜強	かなり怒らせてしまったようす。悪いと思っているなら即効返信メールを！ 逆ギレなんかしちゃうと、取り返しがつかないことに！
ふらりん ●限界度 弱〜強	ムシの居所が悪いみたい。八つ当たり的な気分で接してきているので、しばらくそっとしておけばいつの間にか忘れているはず。
ひっそり ●限界度 弱〜強	ハッキリしない状況にムカムカしているみたい。遠慮せず、率直な意見を述べることがベスト。かえってわだかまりが解消されそう。
ばっさり ●限界度 弱〜強	理解ができなくてイラッとしたようす。怒りを解くには、誠実に粘り強く説明をしてあげるのがベスト。すぐ冷静に戻ります。
ルンルン ●限界度 弱〜強	めずらしくやっかいな問題を抱えているみたい。あなたに頼りたい気分だから、他人事じゃなく親身になって考えてあげて。
ふんぞり ●限界度 弱〜強	もうマジ切れ寸前！ とにかく早めに話し合いが必要。これ以上悪化させないように、あなたが下にでるのが得策！
ちゃっかり ●限界度 弱〜強	ついに怒らせてしまったみたい！ まずは冷静にさせてあげて。放っておくと無茶な行動を取る恐れもあるので迅速な対応を。
のほほん ●限界度 弱〜強	めずらしく怒りをあらわにしています。こちらに非があるならばしっかりとした対応を心がけて！ 返信の速さより、誠意を見てます！
べったり ●限界度 弱〜強	頻繁に使いがちな絵文字のひとつ。怒る必要がないところで怒っていることも多いので、ちょっとなだめるだけでOKでは？
まめまめ ●限界度 弱〜強	このマークで怒るのは、けっこうヤバめ。本気で怒っている可能性あり。あなたからの誠実な「ゴメン」を待ってます。
ツンツン ●限界度 弱〜強	忙しくてイライラがつのっているみたい。気分転換させてあげることがまず大切。意見を言うならそれからがベスト。

i-mode	EZweb	Vodafone live!

意味・用例 爆弾。「爆発寸前💣」や「明日発表します💣」など、良くも悪くも緊迫した状態のときに使用。

送信者	コメント
まったり	「助けてよー！」のサイン。放っておくと爆発してしまうので、できるかぎり早めに話を聞いてあげるのがいいでしょう。 ●緊迫度 弱 ▮▮▮ ▮▮▮ 強
きっちり	誰かに対する文句に添えられることが多い。爆弾発言という意味。ダメだしが好きなタイプなので、あなたも気をつけましょう。 ●緊迫度 弱 ▮▮▮▮▮▮▮▮ 強
ふらりん	意外にも、この絵文字で最強の怒りをあらわします。冗談の怒りに見えがちですが、実はかなり怒ってます。気をつけて。 ●緊迫度 弱 ▮▮▮▮▮▮▮▮▮▮▮ 強
ひっそり	周囲の煩雑さにちょっと疲れちゃった？ しばらく一人になりたいくらいキレ気味。今は距離をおいてあげるのがやさしさかもね。 ●緊迫度 弱 ▮▮▮ 強
ばっさり	怒りはあなたに向けられているようす。どうして怒ってるか聞けばはっきり言ってくれるので、自己反省、改善を試みましょう。 ●緊迫度 弱 ▮▮▮▮▮▮▮▮▮▮ 強
ルンルン	ちょっとおおげさちゃんだから、よく使います。でもだいたいはたいしたことありません。怒りを表してたら、早めのフォローを。 ●緊迫度 弱 ▮▮▮▮▮ 強
ふんぞり	殺気だっているもよう。誰かに対して本気で怒っている状態。それがあなたなら、早急に謝らないと修復不可能かも！ ●緊迫度 弱 ▮▮▮▮▮▮▮▮▮▮▮ 強
ちゃっかり	気紛れに使ってみたくなっただけ。おふざけで使っている場合が多いので、深い意味を探ろうとしなくても大丈夫でしょう。 ●緊迫度 弱 ▮▮ 強
のほほん	ドキドキが自分の中で抑えきれなくなって、誰かに話を聞いてもらいたいようす。伝えるだけで満足するので、聞き役に徹して。 ●緊迫度 弱 ▮▮ 強
ぺったり	それこそ爆発寸前状態！ 心当たりを意地でも探しだして即刻謝りましょう。爆発すると一番あとを引くのがこの人ですから！ ●緊迫度 弱 ▮▮▮▮▮▮▮▮▮▮ 強
まめまめ	問題発言！ という意味で使ってくることが多い。リアクションは大げさにすればするほど喜びそう。ノリの良い返信を心がけて。 ●緊迫度 弱 ▮▮▮ 強
ツンツン	怒りの緊迫感でいっぱい。マジ切れの予告なので、心当たりがあれば速攻で反省メールを送りましょう。ハートもつけてね！ ●緊迫度 弱 ▮▮▮▮▮▮▮ 強

	zzz		
i-mode	EZweb	Vodafone live!	**意味・用例** 基本的に眠いという意味で使用。「あの人話が長いよ〜zzz」など、退屈時にも使われる。

送信者	コメント
まったり ●睡魔度 弱　　　　　　　強	眠いというより、ボケーッとしている気分を表現したい感じ。恋人になら、「一緒に眠りたい」という甘い感じも漂わせてるかも？
きっちり ●睡魔度 弱　　　　　　　強	「ただ今、睡眠中」という感じで使われることが多い。素直に眠い状況なので誰にも邪魔されたくないみたい。着信拒否中。
ふらりん ●睡魔度 弱　　　　　　　強	それはいわゆる狸寝入り？「寝てまっせ〜」などと、多少苦手な話題から逃げたいときに使います。逃がしません！
ひっそり ●睡魔度 弱　　　　　　　強	「寝てるよ〜」という感じで周囲をシャットアウトしているようす。今連絡するとキゲンが悪くなるので気をつけましょう！
ばっさり ●睡魔度 弱　　　　　　　強	眠さがピークに！「そろそろ話を切り上げさせてくれ」などの意味合いが込められているので、上手に察してあげて。
ルンルン ●睡魔度 弱　　　　　　　強	忙しいのが好きな人だけど、今はボーッとしたい気分。ややこしい話はやめて、イージーリスニング的会話を楽しみたい感じ。
ふんぞり ●睡魔度 弱　　　　　　　強	「疲れた〜」という心境。甘え心も手伝ってちょっとワガママ・モードへ突入。しっかりと甘えさせてあげれば、親密度アップ！
ちゃっかり ●睡魔度 弱　　　　　　　強	冗談めかして使ってるけど、本気で眠い！気がつかないでメールしているといつの間にか寝てるかも!?　もうやめときましょう。
のほほん ●睡魔度 弱　　　　　　　強	ボケーッとするのも眠るのも大好きなのほほん屋さん。だからこの絵文字は幸せの証。心を開いている証拠です。
べったり ●睡魔度 弱　　　　　　　強	眠さよりも、つまらなさを表すことが多いでしょう。恋人だったらフォローしておかないと、プチ浮気に走られるかも！
まめまめ ●睡魔度 弱　　　　　　　強	圧倒的に退屈な場面で使われることが多い。「退屈すぎて寝てしまう…」という感じ。ここは即座に話題をかえて！
ツンツン ●睡魔度 弱　　　　　　　強	カッコつけだから人前でうたた寝はしないタイプ。だから「寝ぼけてない？」とこちらに対して使ってくることが多いでしょう。

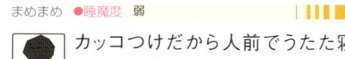

i-mode	EZweb	Vodafone live!

> **意味・用例** ピカッ！「わかった💡」など、ひらめいた感じを表したいときに使用。

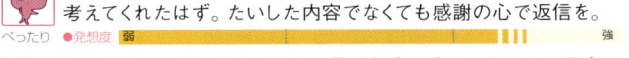

送信者	コメント
まったり	発想豊かな人なので、かなりのグッドアイデアにしか付いてきません。あなたには思いつかないことを提案してくれるでしょう。 ●発想度 弱 ▮▮▮▮▮▮▮▮▮▮▮▮▮▮▮▮ 強
きっちり	真面目な人だから発想も堅実。突拍子もないアイデアはあまりなく、地に足の着いたまともな意見をくれるでしょう。 ●発想度 弱 ▮▮▮▮▮▮▮▮▮▮▮▮▮▮ 強
ふらりん	いきなりなんの脈絡もないことを言いだすのがこの人。アイデアの中身はかなりギャンブルだけど、一見の価値アリ！ ●発想度 弱 ▮▮▮▮▮▮▮▮▮▮▮▮ 強
ひっそり	記憶力も良く、ヒラメキ力も強い人。「こうした方がいいのでは？」とくれたアイデアは、お宝発想がありそうですよ。 ●発想度 弱 ▮▮▮▮▮▮▮▮▮▮▮▮▮▮▮▮▮▮ 強
ばっさり	発想やアイデアも、吟味したものだけを人に伝えるタイプなので、お役立ち度はかなり高め。困ったときは頼りになりそう！ ●発想度 弱 ▮▮▮▮▮▮▮▮▮▮▮▮▮▮▮▮▮▮▮▮ 強
ルンルン	ひらめいた！ と思ったら即送信。内容に関しては？ な場合もあるけれど、「聞いて！」のノリなので、こちらも軽めの反応で！ ●発想度 弱 ▮▮▮▮▮▮▮▮▮▮▮▮▮ 強
ふんぞり	あなたの意見を求めているみたい。信用しているからこそ意見を聞きたがっているよう。逆に試されているのかも…。 ●発想度 弱 ▮▮▮▮▮▮▮▮▮▮▮▮▮▮▮▮ 強
ちゃっかり	先を見越してじっくり考える人だけに、使用頻度は低め。どちらかと言うと、落ち込みから立ち直ったときに使うでしょう。 ●発想度 弱 ▮▮▮▮▮▮▮▮▮ 強
のほほん	この人のアナログな考え方に思わず納得しそう。人間って元々そうだよなぁ、と大きな気持ちにさせてくれそう。 ●発想度 弱 ▮▮▮▮▮▮▮▮▮▮▮▮ 強
べったり	気を許した相手には尽くすので、自分なりのアイデアを一生懸命考えてくれたはず。たいした内容でなくても感謝の心で返信を。 ●発想度 弱 ▮▮▮▮▮▮▮▮▮▮▮▮▮▮ 強
まめまめ	アイデアいっぱいの人だから、使用頻度は高め。あなたの反応に期待をしてるから、早めにおもしろいリアクションをしてあげて。 ●発想度 弱 ▮▮▮▮▮▮▮▮▮▮▮▮▮▮▮▮▮▮▮▮▮▮ 強
ツンツン	大量の情報を抱えた生き字引のような人。何でも最新の情報を持っている可能性大。頼ればどんどんアイデアをもらえそう！ ●発想度 弱 ▮▮▮▮▮▮▮▮▮▮▮▮▮▮▮▮▮▮ 強

| i-mode | EZweb | Vodafone live! | 意味・用例 ちょっとシアワセ。「ラッキー🍀」などに使用。プチ幸福の表現に使われる。|

送信者	コメント
まったり	ホッとしている状態。しばらくはのんびりできるぞー！と丞を伸ばしている感じも。一緒にいるとこちらまでまったりできそう。 ●シアワセ度 弱━━━強
きっちり	ほんわかとした幸せ気分が高まっています。一人でじっくりかみしめたいから、特にこの話題に触れなくてもいいみたい。 ●シアワセ度 弱━━━強
ふらりん	幸せというよりも気にしてもらいたい感情の表れかも。アマノジャクなだけに、さびしさの裏返しかもしれないので、返信は早めに！ ●シアワセ度 弱━━━強
ひっそり	めったに使わないぶん、幸せ気分が高いみたい。自分からはうまく切りだせないから、こちらから何があったか聞いてあげて。 ●シアワセ度 弱━━━強
ばっさり	ロマンチストなタイプだから、野暮な返信はノーサンキュー。あえて追求せず、相手から幸せを語るまで待ってみましょう！ ●シアワセ度 弱━━━強
ルンルン	何か小さなことに幸せを感じたもよう。心に余裕のあるときだから、いつもはのらない地味な誘いにものってくる可能性大。 ●シアワセ度 弱━━━強
ふんぞり	あなたとこの気持ちを分かち合いたい！と強く思っているようす。オーバーリアクションでは興ざめしてしまうので、繊細な対応を！ ●シアワセ度 弱━━━強
ちゃっかり	楽しいことがあったもよう。何があったのか聞いてほしくてウズウズ中なので、素直に「いいことあった？」と聞いてあげましょう。 ●シアワセ度 弱━━━強
のほほん	女子ののほほん屋さんは、四つ葉のクローバーが大好き。だから使用頻度は当然高め。名前のあとに必ず入れる人もいます。 ●シアワセ度 弱━━━強
べったり	やさしい気持ちに溢れています。今ならどんなことでも許せそうな雰囲気。頼みごとや言いづらいことは今がチャンス！ ●シアワセ度 弱━━━強
まめまめ	とっても心が落ち着いている感じ。めずらしく平静な状態だから「似合わない」なんて笑わずに、一緒にのんびりしてあげましょう！ ●シアワセ度 弱━━━強
ツンツン	ちょっと照れながらもプチ幸せを表現。もし男子が使ってきたら、ちょっとキモイと思うと、正直に言ってあげましょう…。 ●シアワセ度 弱━━━強

i-mode	EZweb	Vodafone live!

意味・用例 好意の表現。「昨日はありがとう🌷」などハートの予備軍的な使い方をするのが主流。

送信者	コメント
まったり	八方美人な面を持っているからわりと誰にでも送っているみたい。でも相手の反応には超敏感！返信を首を長くして待っています。 ●好感度 弱 ||||　　　　　　　　　　　強
きっちり	あなたとの関係をもう少し接近させたいと思っている証拠。ここはかしこまらずに、絵文字を多用したフランクな返信で親近感アップ！ ●好感度 弱 ||||||　　　　　　　　　強
ふらりん	楽しくなって思わず送っちゃった！気持ちを共有できる相手として、あなたを認めているということ。同じノリで即返信！ ●好感度 弱 ||||||　　　　　　　　　強
ひっそり	心を開きかけている瞬間！早く仲良くなりたいよ〜、という意味のよう。異性からであれば精一杯のアプローチとして受けとめて。 ●好感度 弱 ||||||||　　　　　　　　強
ばっさり	嫌いな人には絶対に送りません！あなたへの好感度はかなりのもの。どんな返事が返ってくるか期待大なので返信はお早めに。 ●好感度 弱 |||||||||||||||　強
ルンルン	文章を彩るためにつけてきただけかも。好意のあるなしに関係なく送ってくる場合が多いから、特に真に受けなくてもOK。 ●好感度 弱 |||　　　　　　　　　　　強
ふんぞり	好感と信頼をあなたには寄せていそう。本当に近づきたい人にしか送ってこないタイプなので、これからの付き合いに自信をもって！ ●好感度 弱 ||||||||||　　　　　　強
ちゃっかり	あなたを和ませたいと思っています。ただ、いつでもサービス精神が高い人なので、特に深い意味は込められていないでしょう。 ●好感度 弱 ||||||　　　　　　　　　強
のほほん	異性からなら、友達以上にランクアップしたい気持ちの表れ。本心を隠したがるタイプなだけに、この絵文字はかなり意味深。 ●好感度 弱 ||||||||||　　　　　　強
べったり	警戒心が解けた証拠。これからグッと距離を近づけたいと思っているはず。返信に同じマークを使えばますます打ち解けられそう。 ●好感度 弱 |||||||||　　　　　　　強
まめまめ	常に周りの状況を探るタイプなので、こちらのゴキゲンをうかがっているよう。あなたの返信次第で、誘いのメールが速攻でくるかも！ ●好感度 弱 |||||　　　　　　　　　強
ツンツン	文面に赤が欲しかっただけ？特に深い意味はないけれど、いつもよりはあなたのようすを気にしているのは確か。ちょっとじらして返信を。 ●好感度 弱 ||||　　　　　　　　　　強

i-mode	EZweb	Vodafone live!

意味・用例 お天気マーク。爽快な気持ちを表すときに使う。「試験終了〜☀」などが効果的。

送信者	コメント
まったり	楽しみたい気分。お誘いメールにこのマークが使われていたら、できるだけのってあげて！ でないとすぐにショボくれちゃう。 ●爽快度 弱━━━━━━━━━━━━強
きっちり	何かしらの問題が解決したよう。今日はずいぶんゴキゲンなので、いつも以上に頼りがいがありそう。なんでもこい！ って気分。 ●爽快度 弱━━━━━━━━━━━━強
ふらりん	爽快感もあるけれど、「もっとリフレッシュしたい！」と伝えたいよう。誘いをかければめずらしく、スグにのってきそうな雰囲気。 ●爽快度 弱━━━━━━━━━━━━強
ひっそり	マイペースなだけに意外なところで爽快感を感じていそう。「何があったの？」とつついてあげると喜んで教えてくれるでしょう！ ●爽快度 弱━━━━━━━━━━━━強
ばっさり	いつもよりさらに豪快な気分。こんなときは気前もいいから、一緒に食事に行くとおごってくれそう。ただし飲み過ぎる可能性大。 ●爽快度 弱━━━━━━━━━━━━強
ルンルン	日頃からノーテンキな人だから、使用頻度は人の2倍。特別にイイことがあったわけじゃなく、いつもこうありたいという表れ。 ●爽快度 弱━━━━━━━━━━━━強
ふんぞり	スッキリした安心感が漂っています。誘いのメールにこのマークがついていたら、今日はおごってくれる可能性も!? 行かなきゃソン！ ●爽快度 弱━━━━━━━━━━━━強
ちゃっかり	一日の締めくくりに送ってくることが多いみたい。今日はサイコーだった！ など、主に過去形だけど今の気分も上々なはず。 ●爽快度 弱━━━━━━━━━━━━強
のほほん	晴れやかなこの気持ちを誰かに伝えたがっています！ でも伝えるだけで満足しちゃうから、特に返信は急がなくてもよさそう。 ●爽快度 弱━━━━━━━━━━━━強
べったり	こんな日はパーッと遊びたい気分！ いつにも増して元気なので、一緒にいるだけで元気になれそう。はしゃぎすぎには注意！ ●爽快度 弱━━━━━━━━━━━━強
まめまめ	この人が使わない日はない、というほど使用頻度は高め。挨拶代わりに使いますから、ゴキゲンのバロメーターにはなりません。 ●爽快度 弱━━━━━━━━━━━━強
ツンツン	案外この人は使わないので、キゲンが良いと見ていいでしょう。謝りたいこと、気にしていることがあれば今がチャンス！ ●爽快度 弱━━━━━━━━━━━━強

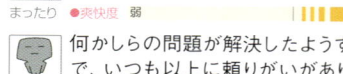

i-mode	EZweb	Vodafone live!

意味・用例 台風マーク。「まいったー🌀」など、困惑しているときに使用されがち。

送信者	コメント
まったり ●困惑度 弱■■■■■■■■■■■■■■■■■■■■ 強	優柔不断なタイプなので、使用頻度は高め。どうしたらいいのかわからない状態なので、あなたからのアドバイスを待っています！
きっちり ●困惑度 弱■■■■ 強	悩んでいるということを知ってほしい感じ。猛烈に答えを欲しがっているワケではないから、そっとしてあげるのが一番かも。
ふらりん ●困惑度 弱■■■■ 強	ピンチに陥ってる？ 日頃からわりと混乱気味のため、こんな気持ちには慣れているはずなのに…。単刀直入な一言を待っている!?
ひっそり ●困惑度 弱■■■■■■■■■■■■■■■■■■■■ 強	めずらしくもヘルプサイン。たいへんな葛藤を抱え混乱状態のもよう。頼りにされている証拠なので、できる限りのアドバイスを。
ばっさり ●困惑度 弱■■■■■■■■■■■■■■ 強	助けが必要だと思ったときは、正直に頼ってきます。本人はかなり参っているようなので、親身になってあげることが大切。
ルンルン ●困惑度 弱■■■■■■■■■■■■■■■■■■■■ 強	いつになく弱気になっているよう。日頃の暴走が、何かトラブルを招いたか？ 今は素直に相手の言葉を聞き入れる体勢でしょう。
ふんぞり ●困惑度 弱■■■ 強	プライドが高いので、こんなマークを送ってくるということはあなたによっぽど頼りたい証拠。もしくはただ甘えたいだけかも…。
ちゃっかり ●困惑度 弱■■■■■■■■■■■■■■■■■■■■ 強	混乱に陥ったら思考がストップするタイプなので、もうすでにフリーズ状態。早く助けてあげないと思いつめちゃうかも。
のほほん ●困惑度 弱■■■■■■■■■■■■■■ 強	理解不能なことが頭の中でぐるぐる廻っているもよう。混乱を絵に描いたような状況だから、あなたがひとつひとつ整理してあげて。
べったり ●困惑度 弱■■■■■■■■■■■■■■■■■■■■ 強	自分が思ってもみなかった展開になって、超混乱中。本人を落ちつかせてから、ゆっくり話を聞かないと、とばっちりを受けるかも。
まめまめ ●困惑度 弱■■■ 強	このイライラ感もネタにしよう！ というのがこの人なので、あまり心配しないでいいでしょう。でも返信しないとヘソを曲げます。
ツンツン ●困惑度 弱■■■■■■■■■■■■■■■■■■■■ 強	静かに怒りが育っている感じ。でも思うようには伝えられなくてまたイライラ。飲みながらゆっくり気持ちをほぐしてあげて。

i-mode	EZweb	Vodafone live!

意味・用例 雨降りマーク。「今日は会えないねー☂」など、悲しい心もようも表現。

送信者	コメント
まったり	大洪水のような心境。ちょっとしたことに傷つくタイプだから、頻繁にこのようなSOSが届くはず。見捨てないであげましょう。 ●涙度 弱▬▬▬▬▬▬▬▬ 強
きっちり	何かあったというよりも、孤独な気分を表現したい感じ。憂鬱な気分ではあるけれど、そんなに深刻ではないでしょう。 ●涙度 弱▬▬▬▬ 強
ふらりん	めずらしく落ち込んでいる感じ。何日も続くようなら、案外本気で落ち込んでいるのかも。たまにはやさしくしてあげましょう。 ●涙度 弱▬▬▬▬ 強
ひっそり	ちょっとさびしいのかなー、と察してあげましょう。一人で考えるのは慣れっこの人だけど、太陽マークで元気づけてあげましょう。 ●涙度 弱▬▬▬▬▬▬ 強
ばっさり	いつも元気な人だから、思ったよりは落ち込んでいます。あまり茶化さず、楽しい話題でもふって元気づけてあげましょう。 ●涙度 弱▬▬▬▬▬ 強
ルンルン	思いっきり泣きたいよ〜、という勢いだけど、まだ余裕があります。こんな日は、おいしいものを食べに行く約束をするといいでしょう。 ●涙度 弱▬▬▬▬▬▬▬▬ 強
ふんぞり	よっぽど心を開いている人にしか送ってこないマークのひとつ。弱みをさらけだしているあたり、むしろ愛情表現と取っていいでしょう。 ●涙度 弱▬▬▬▬▬▬ 強
ちゃっかり	心に雨が降っている、な〜んてそんなポエマーじゃありません。憂鬱な気分を表現しても、立ち直りは早いので大丈夫!? ●涙度 弱▬▬▬ 強
のほほん	思いきりさびしさを表現しています。あなたからの誘いを待っているはずだから、好きな相手であれば、会いに行く勢いで返信を。 ●涙度 弱▬▬▬▬▬ 強
べったり	ちょっとキゲンが悪いのかな？ あなたとのコミュニケーションを密にとりたがっています。返信はこまめに素早くを心掛けて。 ●涙度 弱▬▬▬▬ 強
まめまめ	悲しいというわけではなくて、気分が盛り下がっている状態。テンション高めのメールを送って元気づけてあげましょう。 ●涙度 弱▬▬▬ 強
ツンツン	何かに傷ついてしまったみたい。案外ウジウジあとを引くタイプなので、あなたに原因があるようなら早めに謝っちゃいましょう。 ●涙度 弱▬▬▬▬▬▬ 強

i-mode	EZweb	Vodafone live!

意味・用例 雷。怒り。「あの態度許せない⚡」など、心の中が荒れ狂っている表現として使用。

送信者	コメント
まったり	相手への怒りもあるけれど、それによって受けた自分へのダメージにショックを受けています。いたわりの言葉をかけてあげて。 ●激震度 弱 ▮▮▮ 強
きっちり	めったに怒らないだけに、キレると一番手がつけられないこのタイプ。怒りの対象が自分ならば早めの対策を練らなくては危険！ ●激震度 弱 ▮▮▮▮▮ 強
ふらりん	本気で怒っている表現ではないでしょう。ちょっとご立腹な感じ。お茶などをおごってあげればゴキゲンは直るでしょう。 ●激震度 弱 ▮▮▮ 強
ひっそり	静かに怒ってる、という警告！ 一人でゆっくりと考えさせてあげましょう。下手にツッコむと、怒りを増殖させてしまう可能性大！ ●激震度 弱 ▮▮▮▮ 強
ばっさり	怒りがMAXかも！ 言い訳して取り繕うのは逆効果。思い当たるフシがあるなら、カミナリが落ちる前に素直に謝って。 ●激震度 弱 ▮▮▮▮▮▮ 強
ルンルン	完全にキレた！ という意味で使ってきますが、わりと瞬間的。ごめんねとメールを打てば、雷雲はすぐに過ぎ去るでしょう。 ●激震度 弱 ▮▮▮▮ 強
ふんぞり	自分が気付かないところで、何か粗相をしなかった？ とにかくキゲンが悪いから、ちゃんとワケを聞いて謝った方が無難です。 ●激震度 弱 ▮▮▮▮ 強
ちゃっかり	あまり使わない人なので、怒り度は高め。カッとすると手がつけられないので、冷静な話し合いの場を持ちましょう。 ●激震度 弱 ▮▮▮▮▮ 強
のほほん	ムシャクシャしているのかな？ 今はちょっとしたことでもイラつくもよう。八つ当たり度も高いので、近づかない方が…。 ●激震度 弱 ▮▮▮▮▮ 強
べったり	怒りを誰かと共有したい！ と感じています。原因があなたではないのなら、親身に聞いてあげるだけで怒りはおさまりそう。 ●激震度 弱 ▮▮▮ 強
まめまめ	冗談半分で怒っているようす。本気じゃないから気にしなくてもいいでしょう。むしろこちらがおおげさに怖がると喜んじゃうかも。 ●激震度 弱 ▮▮▮ 強
ツンツン	ストレスが溜まっていてキレそう。でも静めるのは意外と簡単。上手におだててイイ気分にさせてあげると、みるみる上キゲンに！ ●激震度 弱 ▮▮▮▮ 強

i-mode	EZweb	Vodafone live!

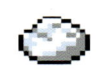

意味・用例 くもりマーク。「明日から研修だー☁」など、どんよりとした気分を表すときに使用。

送信者	コメント
まったり	自信喪失中かも。卑屈な考えになっているので、あなたがその人を必要としていることをアピールすれば、自信を回復するでしょう。●ドンヨリ度 弱 ||| 強
きっちり	元気がないので、単純に面白い話を提供してあげましょう。人の噂話などに興味があるので、その手のネタで会話を弾ませて。●ドンヨリ度 弱 ||| 強
ふらりん	どよーんとしているのは今だけ。ちょっと相手をしてほしいのかも。深刻に受け取られると面倒くさがるので、気楽な対応が◎。●ドンヨリ度 弱 ||| 強
ひっそり	生活のリズムが狂ってしまっているみたい。一言だけでもアドバイスしてあげれば、あとは自分でなんとかしちゃうので安心して。●ドンヨリ度 弱 強
ばっさり	どう考えても解決しないような事態が発生して、落ち込んでいるようす。でも楽天家だから、話しているうちに開き直ってくるでしょう。●ドンヨリ度 弱 強
ルンルン	何か不快なことがあって、モヤモヤしている感じ。近々の楽しい計画を持ちかけて、気分をリフレッシュさせてあげましょう。●ドンヨリ度 弱 強
ふんぞり	心身ともに疲れ気味。案外、感動的な映画を見たり、文学について語ったりするような、内面の充実を求めていそうです。●ドンヨリ度 弱 強
ちゃっかり	忙しくてストレスが溜まってます！しばらく休めなかったようだから、少しの間そっとしてほしい、というのが正直な気持ちでしょう。●ドンヨリ度 弱 強
のほほん	本来のナイーブさがでています。いつもは飛びつく誘いにも、今日は反応がないかも。ちょっと一人にさせておきましょう。●ドンヨリ度 弱 強
べったり	いろんなことに首をツッコンじゃって疲れているだけ。「私には何でも話して」という姿勢を見せることが、何よりも元気の近道。●ドンヨリ度 弱 強
まめまめ	小さなミスを気にしすぎているのかも。「そんなこと、なんでもないよ！」と励ませば、心を楽にしてあげられるでしょう。●ドンヨリ度 弱 強
ツンツン	心の余裕がなくなってきています。飲みにでも誘って、本心をぶちまけられる環境を作ってあげましょう。深酒には注意！●ドンヨリ度 弱 強

| i-mode | EZweb | Vodafone live! |

意味・用例 「かんぱーい😊」「飲み行くぞ〜😊」など、お酒の席や飲み会への誘いとして表現。

送信者	コメント

まったり ●ハシャギ度 弱▬▬▬▬▬▬▬▬▬▬▬▬▬▮▮▮▯ 強
あなたからアプローチをかけたのなら、今のところ相手はグループ交際を望んでいるのかも。二人きりになるのはもう少し待って。

きっちり ●ハシャギ度 弱▬▬▬▬▬▬▬▬▬▬▬▬▬▬▬▬▬▮ 強
飲んで忘れたいことでもあるのかも？ 実はとっても深い悩みを抱えているのかもしれません。今日は思いっきり飲みたい気分！

ふらりん ●ハシャギ度 弱▬▬▬▬▬▬▬▬▬▬▬▬▬▮▮▮▯ 強
楽しい気分でいっぱい！ お天気屋さんで困っちゃう人だけど、今日ならどこへ誘ってもついてきそう。誘うなら今のうち。

ひっそり ●ハシャギ度 弱▬▬▬▬▬▬▬▬▬▬▬▬▬▮▮▮▯ 強
めずらしく騒がしい環境を求めているみたい。お酒の力をかりて、自分の気持ちをぶちまけたいという願望の表れかも…。

ばっさり ●ハシャギ度 弱▬▬▬▬▬▬▬▬▬▬▬▬▬▬▬▮▮ 強
楽しいコトをしたがっています。少人数でも気の許しあえる友達と今日は飲み明かしたい気分。もちろんあなたはその中の一人！

ルンルン ●ハシャギ度 弱▬▬▬▬▬▬▬▬▬▬▬▬▮▮▮▮▯ 強
誘いのメールには使用頻度高め。ちょっとした社交辞令として使っている可能性もあるので、あまり真に受けない方がいいみたい。

ふんぞり ●ハシャギ度 弱▬▬▬▬▬▬▬▬▬▬▮▮▮▯▯▯▯ 強
ちょっとがんばって周りに打ち解けようとしています。本来はそんなにはしゃぐことがないタイプだから、これは大きな進歩かも！

ちゃっかり ●ハシャギ度 弱▬▬▬▬▬▬▬▬▬▬▬▬▬▬▬▬▬▮ 強
のってきちゃった〜？ かなりテンションが高めなので、いつもとは違う面が見られそう。もしかしてそれが本来の姿なのかもね。

のほほん ●ハシャギ度 弱▬▬▬▬▬▬▬▬▬▬▬▬▬▬▮▮▯ 強
みんなと仲良くするのが好きだから、使用頻度は高め。営業誘いなのか個人攻撃なのか、見極めが難しいタイプです。

べったり ●ハシャギ度 弱▬▬▬▬▬▬▬▬▬▬▬▬▬▬▬▬▬▮ 強
楽しいコト大好き！ 今日は徹底的に飲みたい気分。あまりコジャレた場所ではなく、居酒屋などのにぎやか系に行きたいごようす。

まめまめ ●ハシャギ度 弱▬▬▬▬▬▬▬▬▬▬▬▬▬▬▬▬▬▮ 強
「盛り上げ役は任せろ！」と言わんばかりのハリキリぶり。楽しい飲み会になりそうだから、誘いのメールなら断らない方が◎！

ツンツン ●ハシャギ度 弱▬▬▬▬▮▮▮▯▯▯▯▯▯▯▯▯▯▯ 強
気取らず楽しく飲みたい気分。ただ大勢よりはこじんまりとした飲み会が好きなタイプ。人数はたくさん誘わない方がいいでしょう。

i-mode	EZweb	Vodafone live!	意味・用例 「デートどう🍸」など、オシャレに飲みたいときや、誘いの意味で使われる。

送信者	コメント
まったり	あなたと親密な関係になりたいと思っています！これは遊び半分で返信をすると後悔しそう。慎重な判断で返信してあげましょう。●ロマンス度 弱　　　　　　　　　　　　　　　　　　　　強
きっちり	がんばっていつもとは違う自分を見せようとしています。異性からの誘いにこのマークがついていたら、今日はグッと親密になる予感。●ロマンス度 弱　　　　　　　　　　　　　　　　　　　　強
ふらりん	二人きり、いつもと違う雰囲気で飲みたい気分。話題のおしゃれスポットをチョイスすると、あなたの株もまたグッと上がります！●ロマンス度 弱　　　　　　　　　　　　　　　　　　　　強
ひっそり	あなたを深く理解したいという気持ちが強いよう。同じ気持ちなら、今日の誘いにはできる限りのった方がいいでしょう。●ロマンス度 弱　　　　　　　　　　　　　　　　　　　　強
ばっさり	あなたに少しづつ近づいてきている証拠。まんざらでもなければ、あなたからの一歩で二人の関係は急展開を迎える可能性大！●ロマンス度 弱　　　　　　　　　　　　　　　　　　　　強
ルンルン	深い意味は隠されていないけれど、あなたと話したがっていることは確か。でもあなた一人に送っているわけではないかも…。●ロマンス度 弱　　　　　　　　　　　　　　　　　　　　強
ふんぞり	さりげなくあなたを誘っているのかも。でも断られるのが怖いから、このマークに思いをぶつけています。その気があるなら即返言！●ロマンス度 弱　　　　　　　　　　　　　　　　　　　　強
ちゃっかり	あなたの気持ちを確かめたがっています。それから動こうとしているので、曖昧な態度はかえって失礼。YesかNoをはっきりと伝えて。●ロマンス度 弱　　　　　　　　　　　　　　　　　　　　強
のほほん	異性からであれば好意の証と受け取ってOK。かなり本気の気配なので、あなたからの返信を首をなが〜くして待っているでしょう。●ロマンス度 弱　　　　　　　　　　　　　　　　　　　　強
べったり	なんだかシックな気分。いつもとは違う雰囲気を感じてほしくてメールしています。その変化に触れてあげないと、ゴキゲンななめに。●ロマンス度 弱　　　　　　　　　　　　　　　　　　　　強
まめまめ	いつもより大人の誘惑。愛の告白が今日あたり？デートを重ねた二人ならプロポーズも期待できます。おしゃれをしてでかけましょう。●ロマンス度 弱　　　　　　　　　　　　　　　　　　　　強
ツンツン	気になる異性からのメールにこのマークが添えられていたら、自信を持ってOK。近々本気のアプローチがあるかもしれません。●ロマンス度 弱　　　　　　　　　　　　　　　　　　　　強

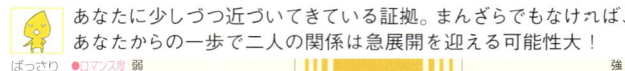

i-mode	EZweb	Vodafone live!	意味・用例

「いつものお店にて🍶」など、じっくり飲みたいときに使うと雰囲気がでる。

送信者	コメント
まったり	今日はなんだかグチりたい気分…。自己嫌悪気味だから、あなたに慰めてほしいのかも。やさしい対応を期待しています。 ●じっくり度 弱　　　　　　　　　　　　　　　　　　　　強
きっちり	じっくり話がしたい気分。しかも心から気を許せる相手と。このマークが送られてきたということは、その相手はもちろんあなた！ ●じっくり度 弱　　　　　　　　　　　　　　　　　　　　強
ふらりん	めずらしく、しみじみした気分。精神も安定しているので、久々にゆっくり話ができそう。頼みごとなんかも今日がチャンス！ ●じっくり度 弱　　　　　　　　　　　　　　　　　　　　強
ひっそり	弱い部分を見せたがっているのかも。これはあなたに甘えている証拠だから、ひとまず話だけでも聞いてあげましょう。 ●じっくり度 弱　　　　　　　　　　　　　　　　　　　　強
ばっさり	疲れちゃったのかな？ 何だかいつものオーラが半減してます。あなたの力を借りて復活したいと思っているので、ぜひ救いの手を。 ●じっくり度 弱　　　　　　　　　　　　　　　　　　　　強
ルンルン	自分の話を聞いてもらいたくて仕方ない感じ！ オーバーに話すけれど、実際はそうでもないことが多いので話半分聞いておきましょう。 ●じっくり度 弱　　　　　　　　　　　　　　　　　　　　強
ふんぞり	あなたとは身内みたいな関係になりたいと思っています。気を許した相手だからこそ言える話を、今日はたくさんしてくれるはず。 ●じっくり度 弱　　　　　　　　　　　　　　　　　　　　強
ちゃっかり	やってみたいことがあったら今日提案してみて。じっくり話しているうちに、今すぐ始めたくなるほど話が盛り上がることでしょう。 ●じっくり度 弱　　　　　　　　　　　　　　　　　　　　強
のほほん	今日は羽振りがよさそう！ 誘いのメールであれば、おごってくれる可能性大なので応じた方が◎。「ごちそうさま」は忘れずに！ ●じっくり度 弱　　　　　　　　　　　　　　　　　　　　強
べったり	そろそろ警戒心が解けてきた？ 今まであなたが感じていた壁は確実に薄くなっています。ただしあせりは禁物！ ここからが勝負。 ●じっくり度 弱　　　　　　　　　　　　　　　　　　　　強
まめまめ	単純にお酒が飲みたいだけかな。一人で飲むのがイヤだから、誰かを誘っています。オヒマなら相手をしてあげるのもいいかも。 ●じっくり度 弱　　　　　　　　　　　　　　　　　　　　強
ツンツン	あなたとトコトン話し合いたい気分。口は悪いけれど、それは本音でぶつかってきてくれている証拠だから、大目に見てあげてね！ ●じっくり度 弱　　　　　　　　　　　　　　　　　　　　強

i-mode	EZweb	Vodafone live!

意味・用例　「興味津々👀」「へーそうなんだ👀」など、驚きの表現に使うと効果的。

送信者	コメント
まったり	仲間はずれにされたくないから何でも知っておきたいタイプ。しつこく聞いてきたときは、隠さないで早めに教えてあげましょう。 ●知りたがり度 弱━━━━━━━━━ 強
きっちり	全タイプのなかでも噂話大好き度No.1！ けっこう口は堅い方なので、信頼して大丈夫。あなたに真相を聞きたがっているみたい！ ●知りたがり度 弱━━━━━━━━━━ 強
ふらりん	人の噂話には興味ありません。ただ、へぇ〜と思っているだけのこと。ツッコンでこないから、無理して話さなくてもいいでしょう。 ●知りたがり度 弱━━ 強
ひっそり	曖昧なことが嫌いだから、何があったのか気になっちゃう。聞いてしまえばスッキリするので、サラッと伝えるだけで満足します！ ●知りたがり度 弱━━━ ━━━ 強
ばっさり	知りたいけれど、聞いちゃっていいのかなー？ という感じ。相当気にしているので、あなたが話しだすのを今か今かと待っています。 ●知りたがり度 弱━━━━━━━ 強
ルンルン	興味はあるけれど、あなたが話したがらなければスグに話題を変える人。サッパリしているから逆に話したくなっちゃいそう…。 ●知りたがり度 弱━━━━━ 強
ふんぞり	知りたいというよりも、驚きの表現で使うことが多いみたい。へーっという感動を、ライブでお伝えしたいようす。お茶目です。 ●知りたがり度 弱━━━━ 強
ちゃっかり	「話したければ話しなよ」という程度の知りたがり度。自分はいつでも聞きますよ、というアピールなので無理に話さなくてもOK。 ●知りたがり度 弱━━━━━ 強
のほほん	情報はみんなで共有したい人。何があったか自分だけ知らないなんて耐えられないから、使用頻度は高め。でもちょっとおしゃべりかも。 ●知りたがり度 弱━━━━━━━━ 強
べったり	人の話しを詮索するのが大好き！ 拒否されると途端にいじけちゃうから、当たり障りない程度に話してあげると、スンナリ納得してくれそう。 ●知りたがり度 弱━━━━━━━━━━ 強
まめまめ	何でもとっても知りたがりな人。で、知ったことは隠せないからお口は軽い方。他人にバレちゃいけないことなら、教えない方が無難！ ●知りたがり度 弱━━━━━━━━━━ 強
ツンツン	知りたいけれど素直には聞けない…。そんなジレンマがあるぶん、知ったときのリアクションは大きい！ あなたからの返信に期待大。 ●知りたがり度 弱━━━━━━━ ━ 強

| i-mode | EZweb | Vodafone live! |

意味・用例 ピース。Vサイン。「やったね🎵」など、達成感を表すときに使うと効果的。

送信者	コメント
まったり	喜びというよりも、のんびりとした雰囲気が伝わってきます。こんな日は一緒にいるだけで癒されるので、お茶にでも誘ってみては？ ●成功度 弱 ▮▮▮ 強
きっちり	大成功！と声高に言いたいよう。この成功は本人の努力あってのものなので、努力を讃えるメールを返信してあげましょう。 ●成功度 弱 ▮▮▮ 強
ふらりん	これといった成功談がなくても送ってきます。ただハッピーになりたいだけ？ キゲンはいいので、頼みごとは今日がチャンス。 ●成功度 弱 ▮▮▮ 強
ひっそり	表面上はクールだけれど、内心ではガッツポーズ！ あなたにこの気持ちを分かってほしいんだから、さりげなく褒めてあげて。 ●成功度 弱 ▮▮▮ 強
ばっさり	めずらしく喜びを素直に表現したかったよう。一緒に喜んであげると、思った以上にあなたへの信頼度が高まります。 ●成功度 弱 ▮▮▮ 強
ルンルン	かなりの達成感を感じているよう。感情を思いっきり表にだす人なので、子どものような無邪気さに恋心さえ芽生えそう。 ●成功度 弱 ▮▮▮ 強
ふんぞり	達成感を満喫しています。王様気分を味わっている最中なので、持ち上げればさらに喜びは倍！ 今日は一日中ゴキゲンでしょう。 ●成功度 弱 ▮▮▮ 強
ちゃっかり	先の見通しがたって安心している感じ。でも念のためにあなたの意見も聞きたいよう。率直な意見であればあるほど安心します。 ●成功度 弱 ▮▮▮ 強
のほほん	自慢メールのときによく使います。「私のことちょっとほめてよ〜」という感じ。ご満悦状態だから、返事は遅くなっても大丈夫。 ●成功度 弱 ▮▮▮ 強
べったり	苦手なものを克服したのかも？ あなたに褒められたくてメールしてきているもよう。この話題には必ず触れてあげましょう。 ●成功度 弱 ▮▮▮ 強
まめまめ	何気ないメールにも実はたくさん使っています。ゴキゲンというよりも使うのが当たり前。文章のテンやマルみたいなもんですね。 ●成功度 弱 ▮▮▮ 強
ツンツン	小さな成功をひそかに自慢している感じ。キゲンがいいので、誘えば飲みに連れて行ってくれるかも。タクシー代までお願いしてみる？ ●成功度 弱 ▮▮▮ 強

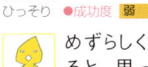

絵文字に関するアンケート
1,000人に聞きました！

PART.3

1 携帯メールを送る時、必ず絵文字を使う。

NO 18%
YES 82%

2 携帯メールで、絵文字が入ったメールをもらうと嬉しいですか？

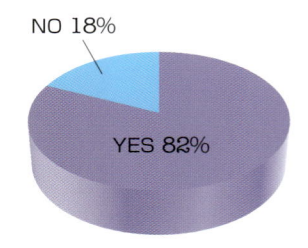

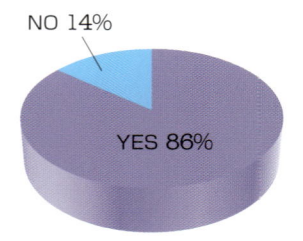

NO 14%
YES 86%

3 携帯メールで、絵文字を使用する時、だいたい何個くらい入れますか？

8〜10個 3%
11個以上 2%
4〜7個 20%
絵文字は使わない 15%
1〜3個 60%

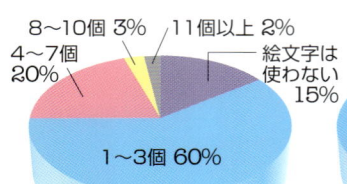

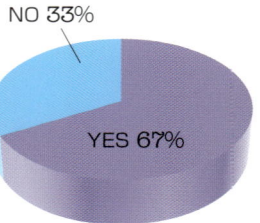

4 送る相手に好意がある時、絵文字が多くなると思いますか？

NO 33%
YES 67%

数で占う絵文字

1通のメールにいくつ絵文字が入っていたかで、今日のゴキゲンを占います。恋人からのメールで、以前より絵文字の数が減ったなぁ、と感じているあなた！残念ながら黄信号です、要注意！

○○○ group MATTARI

まったり屋

絵文字の数	コメント
0	あなたに気を遣ってる？ 調子が悪いわけではなくて、相手のでかたを待っているときでしょう。
1～2	どうやら落ち込んでいそう。ちょっとブルーなので、元気づけにゴハンに誘ってみると喜ぶかも。
3～5	気分がのってきたみたい。今日は少し甘えたい気分も高いので、ラブ・モードにも入りやすい!?
6～10	コレが普通。さびしん坊なので他の人よりも絵文字をたくさん使いがち。気にされたい証拠では？
11～15	元気いっぱいなようす。こんなときはトコトン周りを盛り上げてくれる。賑やかな場所へ連れだそう！
16以上	好調すぎて気分が浮ついている気配。逆に危険なので、心配ならばメールで気を静めてあげましょう。

●●● group KICCHIRI

きっちり屋

絵文字の数	コメント
0	冷たい印象を持ってしまうけど、本人は普通。簡潔に用件を済ませたいだけなので安心して！
1～2	悪くない気分。こちらから好意を表わせば、より親身になってくれるので、ゴハンにでも誘ってみて。
3～5	ゴキゲンいいみたい。社交辞令は苦手なので本音がチラリ。ぶっちゃけトークしたいなら今！
6～10	ハッキリ言ってノリノリ！ 誘うなら時間や場所は相手にゆだねて。ガゼン張り切って返信してきます！
11～15	何かの感情が爆発中。もし、怒りのメールに絵文字が多いなら、落ちつくまでそっとしておいて。
16以上	完全に壊れています。SOSのサインなので、何があったのかじっくり聞いてみるのがいいでしょう。

● ● ● group FURARIN

ふらりん屋

絵文字の数	コメント
0	面倒くさくて使わなかったようです。今は気分がのらないから、返信してもすぐ見ない可能性が…。
1〜2	この数でもふらりん屋は平常心。変わったことが起こればすぐに飛びつくので、安心してメールして。
3〜5	調子はGOOD。この人からのアクションがほしいなら早めの行動を！ 今ならいい返事がもらえそう。
6〜10	普段からこの数なら、あなたを頼っている証拠です。異性ならば恋に発展する可能性は大きい！
11〜15	テンションの高さをアピール。エネルギーがあなたに向いているので、秘めた思いなら今のうちに。
16以上	新しいアイデアが思いついちゃった!? 実は裏にすごーく重要な意味を込めて送ってきたはず！

● ● ● group HISSORI

ひっそり屋

絵文字の数	コメント
0	平常心。元々クールでサービス下手な人。絵文字がゼロでも、この人は仕方がないでしょう。
1〜2	いい感じ。ひっそり屋さんならひとつあればマル。用事のない電話も、今日はイヤがられないかも。
3〜5	キゲンが良さそう。今日はゴハンに誘ってみては？ 普段よりおしゃべりな本人が見られるかも。
6〜10	かなりゴキゲン。あなたへの好意もありあり。好きな相手なら、デートの予約をいれてみては？
11〜15	これだけの絵文字は熱烈なラブ・コール！ あなたもたっぷりの絵文字で返事を書けばうまくいく!?
16以上	壊れ気味!? ひっそり屋さんにしては異常。何かあったのかも。心配だったら電話してあげましょう！

ばっさり屋

●●● *group BASSARI*

絵文字の数	コメント
0	悪気はなくて疲れているだけ。お世辞でもいいから、喜びそうな言葉をかけると元気がでてきそう。
1〜2	そっけないけど、気がのっていないわけじゃない。気軽に誘えばいつもの調子が戻ってくるはず。
3〜5	ニュートラルな気持ちなので、楽しい話題を返信すればばっさり屋さんの気持ちにもスイッチ・オン！
6〜10	ハッピーな気分が高まっています。恋の発展を希望ならば、ロマンチックな返信をすると効果テキメン！
11〜15	あなたの気を引いている証拠。熱いアプローチをかけてあなたのようすをうかがっているのかも。
16以上	もしかしてカラ元気なのかも。本当は落ち込んでいる？ あなたの返信を心待ちにしています！

ルンルン屋

●●● *group RUNRUN*

絵文字の数	コメント
0	関心がない表れのようです。会いたいなら、話題のニュースポットに誘ってみるといいかも。
1〜2	面倒な気分が見え隠れ。ゴキゲンではないので、待ち合わせなどには遅れないように心掛けて！
3〜5	平常心。白か黒かをハッキリと判断してくれるので、相談などを持ちかけるには今がいいタイミング。
6〜10	ハイになっています。一緒にいると楽しい時間が過ごせそう。ただ、調子にのせすぎるのは注意！
11〜15	直情的なので、あなたといるのが楽しいという表れ。気になっている人なら今が告白の大チャンス！
16以上	あなたの反応を試しているのかも。どんな反応をするか興味津々で返信を待っているはず。

ふんぞり屋

●●●● group FUNZORI

絵文字の数	コメント
0	怒っているワケではなく、まだあなたに心を開いていない証拠。ゆっくり距離を縮めましょう。
1～2	ふんぞり屋さんの平均使用数。礼儀にうるさいので、返信にも絵文字をつけるのをお忘れなく！
3～5	ゴキゲン度は高め。今日は自分から誘いをかけてきそうだから、楽しい気分で誘いにのってあげて。
6～10	何かいいことあったのかも!? 気分は最高なので、何でもどんとこい！のよう。甘えてみては？
11～15	心の開き具合はかなりのもの。気になる人なら、誘いのメールで一気に親密度を増すチャンス。
16以上	甘えモードが全開！ 恋人か親しい友人以外には送ってこないはずのメール。あなたはどっち？

ちゃっかり屋

●●● group CHAKKARI

絵文字の数	コメント
0	怒っているのでは？ ちょっと普通じゃないようです。心当たりがあるなら早く謝っちゃいましょう。
1～2	ボーッとしたい気分。気を遣いたくないので、今日は誘いをかけてもいい返事は期待できません。
3～5	すこしイイ気分。気を許している人の誘いにはのるでしょう！ ここが親密度がわかる境目かもね…。
6～10	サービス精神旺盛だから、普段でも絵文字はたくさん使います。コレくらいは朝飯前の気分でしょう。
11～15	ラブ・アタックなのかも!? 好きになったら押せ押せムードなので、あなたに気がある可能性は大！
16以上	絶好調なのはわかるけど、無茶な行動にでてしまいそう。やんわりと気持ちを静めてあげて。

のほほん屋 ●●● group NOHOHON

絵文字の数	コメント
0	怒っているわけではないけれど、完全にクールダウン。今日の誘いにはめずらしく反応してくれません。
1〜2	律儀なのほほん屋さん。気分がのっていなくてもしっかり対応しようとしています。何かあったのかも!?
3〜5	普段は絵文字をこれくらいは使用。特に用事がなければ、誘いの言葉には必ず応えてくれるでしょう。
6〜10	ゴキゲン気分をアピール。遊びに誘って、和みキャラ独特の雰囲気で癒してもらいましょう。
11〜15	誘われたい気持ちでいるみたい。スキスキ光線をだしているから、急接近なら今がチャンス！
16以上	こじつけて意味を持たせているかも。ちょっとお茶目心を働かせているので、のってあげて！

べったり屋 ●●● group BETTARI

絵文字の数	コメント
0	どうやらゴキゲンナナメ。逆にたくさん絵文字を使って返信すればキゲンもすぐに回復するでしょう。
1〜2	かなりパワーダウンしているみたい。こんなときだからこそ、やさしい言葉で親近感を深めたいトコロ。
3〜5	少しあらたまっている気分のよう。めずらしいことに、誘ってものってこない可能性があるのでご用心！
6〜10	いつもなら絵文字をこれくらいは使います。テンションが高いわけではないので、通常の対応でOK。
11〜15	ハイテンションで絶好調！ 誘いのメールにも速攻で反応。一緒にいればかなり楽しませてくれそう。
16以上	どーにかしてあなたの気持ちを引いています！ こちらが心を開けば大接近する日は近いはず!!

まめまめ屋

●●● *group* MAMEMAME

絵文字の数	コメント
0	何か怒らせるようなことしなかった？ 思いあたることがあるなら、早めにキチンとした対応を！
1〜2	あんまりノリ気じゃないみたい。誘いのメールはタブーなとき。そっとしておくのが一番でしょう。
3〜5	いつもの調子。曖昧な返事を嫌うので、YESかNOはハッキリと返信してあげるのがいいでしょう。
6〜10	キゲンがいいから、こちらも楽しませようとしてくれている。ノリのいい返信を期待しているみたい。
11〜15	楽しい雰囲気をだして好意をアピールしています。あなたからの誘いを待っているのかもね!?
16以上	楽しくてしかたがない！ 遊び心がいっぱいなので、今は同じテンションの人を求めていそう。

ツンツン屋

●●● *group* TSUNTSUN

絵文字の数	コメント
0	忙しくてメールに気が回らない。ピリピリしていそうだから、誘いはまた今度にしておきましょう。
1〜2	スマートな対応が好きだから、これくらいが平常心。流行の話題を切りだせば興味をそそりそう。
3〜5	熱い感じ。ツンツン屋さんとトコトン話したいなら今！まわりくどい言葉より、素直な言葉が響くはず。
6〜10	浮かれ気分でいい調子。聞き上手になってあげると、いつもは見せない本音がでてきそう。
11〜15	気持ちが大きくなっているので、大胆な発言が飛びだしそう。多少のオーバートークは許してね。
16以上	退屈しているからメールで遊んでる!? 楽しいことを探しているので、気のきいた返信で大喜び！

絵文字に関するアンケート
1,000人に聞きました! PART.4
キャラと血液型のムフフな関係

日本人で最も多いキャラクターは、まめまめ屋さん。しかも血液型はA型と判明しました！やっぱり日本人はまじめで几帳面な人が多いんですね。ちなみに最も少ないのは、ルンルン屋さんでAB型。明るくノーテンキな日本人は少ないってことなんですね。また、どのキャラもA型が多い中、ふんぞり屋さんだけ、O型が1位というのも笑えます。淋しがりで気遣い上手なまったり屋さんに、A型がダントツ多いのも納得な感じ！

順位	キャラ／血液型	A型	B型	O型	AB型	知らない	計(人)
1位	まめまめ屋	50	33	32	7	1	123
2位	ツンツン屋	41	30	33	9	1	114
3位	きっちり屋	40	23	31	11	2	107
4位	ふんぞり屋	32	25	40	7	1	105
5位	まったり屋	47	20	26	8	2	103
6位	ちゃっかり屋	41	21	24	8	4	98
7位	ひっそり屋	39	18	30	8	2	97
8位	ふらりん屋	35	22	21	9	4	91
9位	べったり屋	35	18	26	10	2	91
10位	のほほん屋	36	13	28	7	4	88
11位	ばっさり屋	31	22	24	7	3	87
12位	ルンルン屋	38	15	19	5	2	79
合 計							1,183人

絵文字に関するアンケート
1,000人に聞きました！ PART.5
自己申告 その絵文字、よく使うんです〜

順位	キャラ	割合
1位	ばっさり屋	23.0%
2位	まったり屋	19.4%
3位	べったり屋	17.6%
4位	ひっそり屋	17.5%
5位	まめまめ屋	15.4%
6位	ふんぞり屋	15.2%
7位	きっちり屋	14.0%
8位	ツンツン屋	12.3%
9位	ちゃっかり屋	12.2%
10位	のほほん屋	10.2%
11位	ルンルン屋	10.2%
12位	ふらりん屋	8.8%

👾 を「よく使う」と答えたキャラ

i-mode / EZweb / Vodafone live!

診断

やっぱり、ルンルン屋さんもふらりん屋さんも、ストレスをあまり感じないのが特徴ですね！

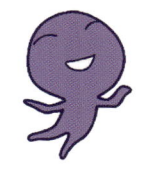

順位	キャラ	割合
1位	ばっさり屋	17.2%
2位	ひっそり屋	14.4%
3位	べったり屋	12.1%
4位	きっちり屋	10.3%
5位	ちゃっかり屋	10.2%
6位	ふんぞり屋	9.5%
7位	ツンツン屋	7.9%
8位	ふらりん屋	7.7%
9位	ルンルン屋	7.6%
10位	まったり屋	6.8%
11位	まめまめ屋	6.5%
12位	のほほん屋	4.5%

💕 を「よく使う」と答えたキャラ

i-mode / EZweb / Vodafone live!

診断

ばっさり屋さんはここでも1位。おおげさな性格とも言える！？ひっそり屋さんは案外惚れっぽい！

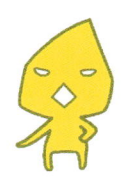

暗号絵文字で遊ぼう!

言いにくいことは暗号絵文字で伝えませんか?暗号を送ったあとに、相手にそっとこの本をプレゼントしましょう。告白するときも、別れるときも・・・!?

絵文字	意味
🕛 🍵 =ﾆｬ ?	おヒマな時、お茶でも行きませんか?
👑 🔍 💗 !	王子さまを見つけたよ!
💗 ➕ 🤧	恋の病にかかったよ〜
💗 ☀ ☂ ?	私を好きなら☀、NGなら☂を送って!
░░ ░░ ░░ 💗 。	隠してたけど好きなんです。
💗 💗 💗 💗 ?	Will you marry me?(結婚してくれますか?)
👁 👁 👁 🦋	毎日会いたいよ
‥ 🖐 ✨ ↑ !	ホレ直しちゃった!
🦇 🦇 🦇 🦇	あなたにゾッコンです
🐤 🐤 🐤 🐤 🐤 !	ずーっとついて行くよ!

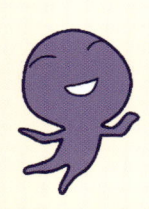

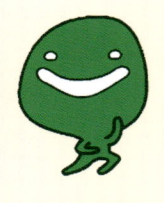

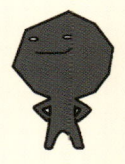

絵文字	意味
	おじいさんとおばあさんになるまで、一緒にいたいな
	二人で幸せみつけましょ!
です!	日本一の幸せ者です!
	好きだったけど、あきらめます
	元気ない、なぐさめて
	淋しいよ〜、会いに来て
!	助けに来て!
?	怒ってる?ごめんね
!	デートを目撃したよ!
	食欲なし
	おごります!
	かな〜り太っちゃいました
ごめん　ます!	ごめん遅れます!
	調子にのってごめんね!
!	愛を込めて、誕生日おめでとう!
	行きたいのに行けないよ〜
	イヤ〜!まいった!
	気持ち、混乱中です
	好きな人ができました、別れたい、ごめんね
。	さようなら、お元気で・・・。

絵文字メール・クリニック PART.2

> 2005/01/31 23:55
> FROM ××××@docomo.ne.jp
> SUB もう寝たかな？
>
> あ〜、今日も一日疲れた〜。早くM香に会える土曜日にならないかな〜！寝る前はいつもM香のこと考えてるよ。おやすみ！。

[問題のメール]

相談者　東京都　27歳OL（女）

こんなメールは毎日来ていたんです。もちろん朝は「おはよう」メール、昼の休み時間には「頑張ってる？」メールなど一日に何度も彼からのメールは来ていました。しかも、ハートマークが、かーなーり使われていたので、「恥ずかしいなぁ」と思いつつ安心しきっていたんです。でも最近、彼の浮気疑惑が浮上！しかも3股の可能性も!? あいた口がふさがりません。あの毎日のハートマークは一体何だったんでしょうか？彼は昭和51年5月20日生まれです。もう〜八つ裂きにしてやりたい！

診断　　　　　　　　　　　　　　　　彼のキャラクター＝

良くも悪くも、その彼は「まめまめ屋」くんです。忙しくてもメールはこまめに送る性格。しかもその作業を苦に思わないところがスゴイ！八方美人は天性のもので友達が多いのも特徴です。女友達も多いでしょうから、疑惑の相手はただの女友達の可能性もあり。もっとも誤解を受けやすいのがまめまめくんだから、ここはきっちり確かめましょう。強気な態度には弱いので、もし本当に浮気ならぷるぷる震えて、平謝りしてくるでしょう！でも、謝られたってねぇ・・・！

キャラクターの性格

絵文字占いのキャラクターは12種類。送信者がどのキャラクターかを知るには、相手の生年月日を聞きだす必要あり！ がんばって尋ねましょう。ベスト恋人、ベスト友達もわかります。

○○○ *group MATTARI*

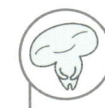

まったり屋

性格

とても理性的で常に最悪の事態を想定しながら動いている現実主義者。情報を整理するのが得意だから、余計に好き嫌いもハッキリしているみたい。でも嫌いな人に親切になってしまう不器用なトコロも。細かいトコロによく気付き、流行には敏感なので、メールでも最新の話題を好む傾向が。さびしん坊な面もあるので、メールが返ってこないと意外と気にしちゃいます！　急な対応は苦手なので、突飛なメールはしないほうが無難でしょう。

恋愛傾向

石橋を叩いて渡るタイプなので、はじめのうちはかなりの慎重派。慣れないうちは第三者を入れて、相手の真意を探ったりします。しばらくは直球を避け、友達からあなたの想いをメールで伝えてもらうのもひとつの策かも。気長にじっくりと相手のことを知りたいので、『恋はあせらず』がモットー。好きになったら相手をいつまでも大切にするから、マメにメールをくれなくても、興味がないわけではないので心配しなくても大丈夫。

恋人ベストキャラ　ちゃっかり屋

サービス精神旺盛なちゃっかり屋さんが、さびしん坊なまったり屋さんを大らかに包み込んでくれます。お互いメール好きなので、毎日ラブラブ＆ロマンチックに過ごせそう！

友達ベストキャラ　べったり屋

最初は人見知りをするべったり屋さんだけど、仲の良い友達には心を開きます。噂話が大好きなので、情報収集が好きなまったり屋さんとは、秘密メールで盛り上がる!?

●●● group KICCHIRI

きっちり屋

性 格

自分は自分、他人は他人という自他の明確な区別を持つタイプ。真面目だから冷たく感じてしまう場合もあるけれど、実はとても人情深い人。親分肌タイプでもあるから、悩みごとの相談には、ついつい熱いメールを返信してしまいそう。ただ、流行などにはあまり興味がないので、その辺の話題は苦手かも。基本的には無駄が嫌いなので、特に用事がないメールには返信しないこともあり。でも悪意はないので許してあげて！

恋愛傾向

地に足が着いているきっちり屋さん。だから変に理想が高いということはなく、親近感の持てるタイプが好み。無理に背伸びした自分をアピールするよりも、等身大のあなたを知ってもらうことが大切。本人は自己ＰＲすることが苦手なので恋愛は少々オクテ。メールアタックはあなたの方から仕掛けてあげるのが◎。ただし自尊心が強いのをお忘れなく！頼りにされると喜ぶので、『お願い→ＯＫ→感謝！』の法則で絆が深まるはず！

恋人ベストキャラ ばっさり屋

一見豪快に見えて、ロマンチストな部分を持つばっさり屋さんに心を奪われます。「あなたのそばにいると安心する」とかわいくメールしたら、メロメロになりそう！

友達ベストキャラ ひっそり屋

自分の時間を大切にするひっそり屋さんとは、お互いのペースを乱すことなく、長く友達でいられそう。メール交換は少なくても、理解し合える大親友に！

● ● ● group FURARIN

ふらりん屋

性 格

正義感が強く、なんでもハッキリとモノを言う人。基本的には面倒くさがりだけど、好奇心は人一倍持っています。グチや文句が嫌いなので、メールでグチを送っても返信は期待しないでね。奇妙なもの、新しいものが好きなので、絵文字を多用した暗号文などは意外と好き。ただ、読むのが面倒くさくなるほどの凝った暗号はタブー！ お天気屋なので返信が遅いと、さっきのイイ気分はどこへやら…ってことも！ 恐るべしふらりん屋さんです。

恋愛傾向

「何を考えているのかよくわからない」と思われがちなふらりん屋さん。直感力がスゴイから考えすぎちゃうところがあり、即断即決とはいかないみたい。かなりの気分屋なトコロがあるので、メールをするときとしないときの差が激しいかも。時には、こちらからミステリアスなメールをすれば、あなたに深い興味を持ってくれそう。基本的には未知なものが好きなので、常に新鮮さが大切！ 不意を突いたメールなどにはめっぽう弱い！

恋人ベストキャラ のほほん屋

フラフラと1人に絞りきれないふらりん屋さんだけど、のほほん屋さんから漂うやすらぎオーラにはメロメロ。ただし束縛されると一気に冷めるので、メールは控えめに。

友達ベストキャラ ルンルン屋

好奇心旺盛で行動派なルンルン屋さんとは、一緒にいると刺激的でとっても楽しい関係に。海外旅行や夜遊び誘いのメールをもらっちゃうと、ついついのせられるみたい。

●●● group HISSORI

ひっそり屋

性　格

ひたすら我が道を行くマイペースなタイプ。少々ぶっきらぼうな対応をしがちなので、第一印象はあまり良くないことも。でも決して悪気があるわけではないので誤解しないで！ 親しくなればなるほど強い信頼感が持てる人です。もともとメールを頻繁に活用するタイプではないので、返信の反応はちょっと遅め。用のあるときに明確な内容を伝えれば、根が親切なので丁寧に対応してくれるはず。つき合うと味のある人です。

恋愛傾向

独りが好きなので、恋愛は苦手？と思いきや案外そうでもないみたい。新しい刺激を求めてアバンチュールな日々なんてことも!? でも本人はいたって真剣！ 勝負をかけたいならば、誘うときは1対1で！ 軽いノリのメールはあまり興味がなく、内容の濃いメールに人一倍心が動かされるタイプ。でも一方的な押し付けはNG！ じっくりと考えてから相手に返信をしたい人なので、ひっそり屋さんからの返信は気長に待つことがポイント。

恋人ベストキャラ　ルンルン屋

意外と刺激を求めるひっそり屋さんは、行動的で刺激的なルンルン屋さんに魅力を感じるみたい。自分のペースを守りたいタイプなので、深夜のラブメールなどは控えめに。

友達ベストキャラ　きっちり屋

単独行動が多いもの同士、干渉し合わずサッパリした関係。落ち込んでも人に頼らないひっそり屋さんに、うまくフォローメールするきっちり屋さんは好相性！

●●● *group* BASSARI

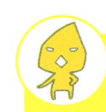

ばっさり屋

性　格

あらゆる意味で『贅沢』を大事にしている人。人に対する警戒心は薄いので、すぐに人と仲良くなれるタイプ。ちょっとキツイ言葉でメールしてくることもあるけれど、本人は軽いジョークのつもりが多いでしょう。さっぱりした性格なので、人の不平不満を聞くのは嫌い。あまり真面目にとりあってくれませんから、グチメールはほどほどに！ 周囲に関心が強いので「今日こんなものを見た」的なメールは喜んでくれるでしょう。

恋愛傾向

豪快なタイプに見えますが、実は感傷的でロマンテストな一面もあり。物事をじっくり考えるタイプなので軽いノリはちょっと苦手。でもお世辞にはめっぽう弱く「あなたを尊敬しています！」などのメールで気分がガゼン良くなることも。ただし、伝え方には要注意！ あまりオーバーな表現だとかえっていい加減な人間だと思われるだけ。そっけなく見えて情熱家なので、面倒なふりをしてても、メルまめさんは嫌いじゃないかも！

恋人ベストキャラ　きっちり屋

まわりクドイ人が苦手なので、誠実なきっちり屋さんの愛に完全なる信頼を寄せます。ただ、辛口メールを送りがちなので、恋人は愛情の裏返しと思える大らかさが必要！

友達ベストキャラ　ふんぞり屋

ズバズバものが言い合えるふんぞり屋さんとは、いい関係。特にメールでは、言いにくいことや、真剣な悩みごとも言えるので、一生つき合える親友になれそう！

●●● group RUNRUN

ルンルン屋

性格

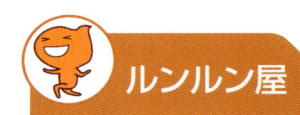

明るく前向きがモットー。常に動くことで調子を保つタイプなので、連続メールなんてこともしばしば。ただ、そのときそのときの直感で動くので、口八丁手八丁に見えちゃう損な一面も。基本的に弱い部分は、見るのも見せるのもノーサンキュー。たび重なるメールでの、暗い悩み相談は避けた方が無難でしょう。物事の白黒をハッキリさせたがり、即断即決タイプなので、なかなか決まらない約束事などのまとめ役にはぴったり。

恋愛傾向

早合点が多く、チャレンジ精神が旺盛なルンルン屋さん。一目ぼれのしやすさは12タイプ中No.1！ スリルと刺激を求めてグイグイ進んでゆく恋のハンタータイプです。でもスマートな恋が好きだから、メールの内容的には意外にクール。基本的に待つことができないタチなので、早めの返信を心がけたいもの。放っておくと新たな恋を探す可能性あり！ 恋にもスリルを求めるので、たまにはそっけない返信も効果的！

恋人ベストキャラ ひっそり屋

ちょっとミステリアスな部分を持つひっそり屋さんに愛の炎はメラメラ！ ルンルン屋さんの無鉄砲さをマイペースで受けとめ、長くホットな関係が続くでしょう。

友達ベストキャラ ふらりん屋

行動派のルンルン屋さんと、奇抜な発想をするふらりん屋さんとは、誰にも止められない最強コンビ！ メールではかみ合わないことも多いけど、なぜか理解し合える親友に。

●●● group FUNZORI

ふんぞり屋

性　格

自信家なので、ちょっと威張って見えるのが特徴。生真面目で自己完結タイプですが、不調なときは誰かのそばにいたいという極端な弱さも持っています。警戒心が強いのでメールでも慎重な態度ですが、それははじめのうちだけ！　親しくなればとことん親切に接してくれるのがふんぞり屋さんの特徴です。教養ある話には関心が高いので、「あの本はどう思った？」など知的メールで盛り上がれば、親近感を感じてくれる日は近いはず。

恋愛傾向

人一倍プライドが高く、相手に対する理想も高いふんぞり屋さん。ときにはプライドが邪魔して思い切りのよくない面もチラホラ。恋人同士になったら、外ではそっけなくても、二人きりになると急に甘えだすという極端なタイプ。メールも甘えモード全開で接してくるでしょう！　アプローチするなら持ち上げるのが得策！　良いトコロは素直にほめてあげて。早めに好きな本や映画を聞きだし、まずはメールで親近感を深めましょう！

恋人ベストキャラ　まめまめ屋

プライド高きふんぞり屋さんを、うまく下手にでて心を解きほぐせるのが、まめまめ屋さん。あまり会えないときは、こまめにメールを入れると、とっても喜んでくれるはず！

友達ベストキャラ　ばっさり屋

リーダー格のふんぞり屋さんに、ズバッとものを言うばっさり屋さん。すべてをさらけだせる、気を遣わない親友になれます。メールで、悩みごとを相談し合う関係になりそう。

●●● group CHAKKARI

ちゃっかり屋

性　格

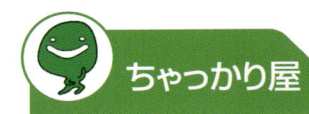

軽いノリを大事にするタイプ。サービス精神が旺盛なので、特に用が無くてもノリの良いメールは、するのもされるのも大好き！ 絵文字を多く使ったメールなら、さらにコミュニケーションが取りやすいかも。基本的には面倒くさがりなのですが、絵文字を入れる操作は苦になりません。ただ、メールでは複雑で深刻な話題は避け、サッと返信ができるような内容がベターです。何気ない近況報告メールが実は一番好きでしょう。

恋愛傾向

ロマンチストで恋愛が大好きなちゃっかり屋さん。でもわりに地に足がついているから、守りに回る傾向が強いかも。男子は亭主関白、女子は3歩後ろを歩いて尽くしたいタイプが多い…!? 手に入ったとたんに色あせてしまうトコロもあるので、メールでの過度な好き好き攻撃は考えもの。意味深な言葉への反応は敏感なので、ときには大胆な愛の告白メールも効果的！ のんびりしていそうですが、実はしっかり周りを見ているから気を抜かないで！

恋人ベストキャラ　まったり屋

まったり屋さんとは、似たもの同士のロマンチストカップル！ メールでは普段なかなか言えない甘い言葉や、二人の将来のことなどを語り合うラブラブメールが多いでしょう！

友達ベストキャラ　まめまめ屋

軽いノリが大好きなちゃっかり屋さんに、同じノリで返信。のんびりしているちゃっかり屋さんにするどいツッコミを入れてくるから、メール交換はエンドレス!?

のほほん屋

group NOHOHON

性格

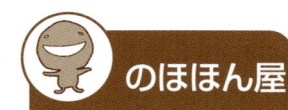

感情をあまりださず、常に冷静な観察を心がけているのほほん屋さん。聞き上手なので、相談メールには親身になって返信をしてくれます。ただ、根が真面目なので、軽いノリのメールにはむしろ嫌悪感を覚えるタイプです。話題づくりは下手な方なので、返信は必ずするけれど、自分からのメールは少なめでしょう。風情を好む人なので、「今夜の月は格別です！」などのメールで盛り上がっていけば、自然とメールが増えるはず。

恋愛傾向

自分から相手を誘うことは少ないのですが、誘われればのってきます。基本的にシャイなのほほん屋さんをデートに誘うには、あなたの方から積極的になることがオススメ。恋には少しオクテな部分もあるので、少しずつメールでときほぐしましょう。「好き」というストレートな表現ではなく、オブラートに包んだ愛の言葉をメールに入れると効果的！ 恋のリーダーシップをとるタイプではないので、展開の鍵を握るのはあなた!?

恋人ベストキャラ ふらりん屋

のんびりしたのほほん屋さんと、あせらず大きく包み込んでくれるふらりん屋さんとはベストカップル！ のほほん屋さんはドキドキさせるようなメールよりも、癒し系メールがお好み。

友達ベストキャラ ツンツン屋

かなり性格の違うツンツン屋さんとは、刺激し合えるいい友達に。優柔不断なのほほん屋さんの背中を押す役回りとして、ツンツン屋さんは適役です。

group BETTARI

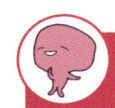

べったり屋

性　格

甘えん坊で、一見ひっこみ思案。人見知りするので、最初からなれなれしいメールや話し方はしない人です。仲良くなれば同情心も深く、実は噂や詮索好き。ただ、周囲の目を気にし、他人の意見に流されやすいので、頼りない人に見られることも。基本的には「毎日が楽しければOK！」という人なので、暗くややこしい内容のメールはあまり送らないようにしたいもの。べったり屋さんにはかわいい絵文字を多用すると喜ばれるでしょう。

恋愛傾向

恋愛は命！に近い恋愛至上主義者。相手といつもつながっていたいタイプなので、メールは頻繁。相手からのメールの頻度で愛を計ることもあるので、メルまめな相手でないとうまくいきません。さびしん坊なので放っておかれると、つい他の恋に走ってしまう危うい一面もあり。「最近どう？」など、特に用事のないメールもウェルカムです！もちろんハートマークは大好きなので、べったり屋さんにはどしどし使ってハートをつかみましょう！

恋人ベストキャラ ツンツン屋

純粋な愛情表現に弱いツンツン屋さんと、無邪気なべったり屋さんはラブラブカップル！仕事のあとのお疲れメールや、寝る前のおやすみメールにめっぽう弱い！

友達ベストキャラ まったり屋

お互いさびしん坊同士のべったり屋さんとまったり屋さん。メールの多さは、12タイプ中No.1！何気ない日常の出来事も楽しくメールし合える友達になれます。

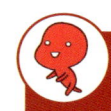

まめまめ屋

●●●● group MAMEMAME

性　格

何ごとにも効率的でスピーディーであることを求めるタイプ。人づき合いの良さと、人当たりの良さはNo.1！ 頭の回転が良く、ポンポン話題が飛びだすから、頻繁にメールを送ってきそう。でも絶えず周囲に注意を払っているせいで神経質な一面も見え隠れ…。返信が遅いと必要以上に気にすることもあるので、まめまめ屋さんには早めの返信を心掛けて！ 返信の絵文字の数にも敏感なので、絵文字をふんだんに使ったメールがいいでしょう！

恋愛傾向

柔軟に物ごとに対応していく恋愛上手。あの手この手で相手を落とそうと試み、ダメならダメで切り替えも早いみたい。「今を楽しく！」がモットーなので、過去の恋には興味がありません。ほめられたがりな一面を持つので、「がんばったね！」など、何かあったらねぎらいのメールを忘れずに！ それだけでもかなり親近感を持ってくれそう。ただ、気分屋なトコロもあるので、浮気率は高いかも。メールの回数が少なくなったら、ちょっと怪しい!?

恋人ベストキャラ　ふんぞり屋

後先考えずに突っ走ってしまうまめまめ屋さんを、うまく操ってくれます。頼りがいのあるふんぞり屋さんに、「この人しかいない！」と思うみたい。メールをマメにだすと◎

友達ベストキャラ　ちゃっかり屋

とにかく楽しいことを求めているまめまめ屋さんと、ノリの良いちゃっかり屋さんとは最強のお笑いコンビかも!? おバカなメールを送ると大喜びで返信してくるはず！

●●● group TSUNTSUN

ツンツン屋

性格

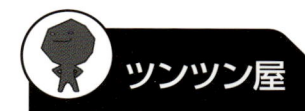

一見とっつきにくそうに見えて、実は意外と社交家タイプ。交際範囲も広く、忙しいことに充実を感じているので、メール活用はお手のモノ。プライドが高いけど、ノリのいい楽しいメールは大好き。ただし、メールで相手のセンスを探っているフシがあるので、気のきかないメールには手厳しいトコロも。自分の意見は率直に表現してくるので、冷たく感じるときもあるけれど、相手を思ってのことなので多めにみてあげましょう。

恋愛傾向

都会的でおしゃれなツンツン屋さん。とはいえ相手にも同じことを求めているわけではないようです。変に気取らずありのままの自分で接する方が喜ばれるでしょう。その場その場の雰囲気を重視する『遊び』感覚を持つ人なので、軽く見られがちですが、実は恋愛には真面目なタイプ。告白するなら「好きです！」などの純粋＆無邪気なメッセージに好印象を抱きそう。ただし、束縛を嫌うので、嫉妬メールや「今ドコ？」メールはNG！

恋人ベストキャラ べったり屋

べったり屋さんの無邪気でかわいいトコロに、心惹かれるツンツン屋さん。ちょっと口ベタなので、メールでは本心をさらけだし、熱烈キャラになる可能性あり!?

友達ベストキャラ のほほん屋

一見クールなツンツン屋さんのことを、天然の大らかさで心を開かせるのがのほほん屋さん。逆にヘコむとSOSメールをしてくるので、ツンツン屋さんは励まし役に。

絵文字に関するアンケート
1,000人に聞きました！
PART.6

1 男性が絵文字を多用するのは、あまり好きじゃない。

- YES 34%
- NO 66%

2 男性なら何個くらい絵文字を使うのが適当だと思いますか？

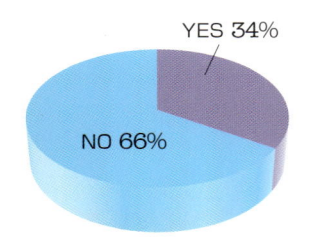

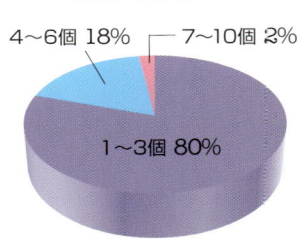

- 4〜6個 18%
- 7〜10個 2%
- 1〜3個 80%

3 恋人へのメール、気持ちが冷めると、絵文字は少なくなると思いますか？

- NO 23%
- YES 77%

4 好きでもない異性には、絶対にハートマークは送らない。

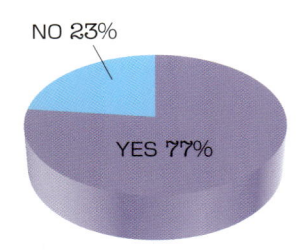

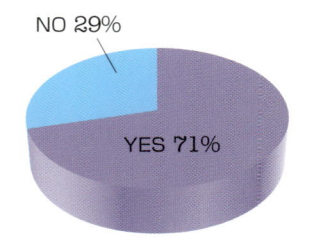

- NO 29%
- YES 71%

キャラクターの探し方

絵文字占いはオリジナルのロジックに基づき、12のキャラクターに分かれます。算定表を使ってグループを特定し、星座とかけ合わせることで導き出されます。さぁ、気になるあの人は何キャラ？

絵文字を送ってきた人の誕生日から、キャラを調べましょう！

〈例：1980年8月26日生まれの場合〉

①算定表を使って、結果数を出す（P88〜93）
■まず、算定表で、コード数を確認します。
1980年8月のコード数　→　41
■コード数に生まれ日を足す　41＋26＝67
■合計数が60以上の場合は、合計数から60を引く。
※合計数が60未満の場合はそのままの数字が結果数。
67－60＝7（結果数）

②結果数でグループ名（→P94）を調べる
グループ名＝C

③星座を調べる（→P94）
乙女座

④かけ合わせると、キャラ名がわかる！（→P95）
Cグループ×乙女座＝ふんぞり屋

ケータイでも探せます！
http://emoji.biz

算定表

西暦／年号	1月	2月	3月	4月	5月
1912(大正1)年*	11	42	11	42	12
1913(大正2)年	17	48	16	47	17
1914(大正3)年	22	53	21	52	22
1915(大正4)年	27	58	26	57	27
1916(大正5)年*	32	3	32	3	33
1917(大正6)年	38	9	37	8	38
1918(大正7)年	43	14	42	13	43
1919(大正8)年	48	19	47	18	48
1920(大正9)年*	53	24	53	24	54
1921(大正10)年	59	30	58	29	59
1922(大正11)年	4	35	3	34	4
1923(大正12)年	9	40	8	39	9
1924(大正13)年*	14	45	14	45	15
1925(大正14)年	20	51	19	50	20
1926(昭和1)年	25	56	24	55	25
1927(昭和2)年	30	1	29	0	30
1928(昭和3)年*	35	6	35	6	36
1929(昭和4)年	41	12	40	11	41
1930(昭和5)年	46	17	45	16	46
1931(昭和6)年	51	22	50	21	51
1932(昭和7)年*	56	27	56	27	57
1933(昭和8)年	2	33	1	32	2
1934(昭和9)年	7	38	6	37	7
1935(昭和10)年	12	43	11	42	12
1936(昭和11)年*	17	48	17	48	18
1937(昭和12)年	23	54	22	53	23
1938(昭和13)年	28	59	27	58	28
1939(昭和14)年	33	4	32	3	33
1940(昭和15)年*	38	9	38	9	39
1941(昭和16)年	44	15	43	14	44
1942(昭和17)年	49	20	48	19	49

*印は閏年

6月	7月	8月	9月	10月	11月	12月
43	13	44	15	45	16	46
48	18	49	20	50	21	51
53	23	54	25	55	26	56
58	28	59	30	0	31	1
4	34	5	36	6	37	7
9	39	10	41	11	42	12
14	44	15	46	16	47	17
19	49	20	51	21	52	22
25	55	26	57	27	58	28
30	0	31	2	32	3	33
35	5	36	7	37	8	38
40	10	41	12	42	13	43
46	16	47	18	48	19	49
51	21	52	23	53	24	54
56	26	57	28	58	29	59
1	31	2	33	3	34	4
7	37	8	39	9	40	10
12	42	13	44	14	45	15
17	47	18	49	19	50	20
22	52	23	54	24	55	25
28	58	29	0	30	1	31
33	3	34	5	35	6	36
38	8	39	10	40	11	41
43	13	44	15	45	16	46
49	19	50	21	51	22	52
54	24	55	26	56	27	57
59	29	0	31	1	32	2
4	34	5	36	6	37	7
10	40	11	42	12	43	13
15	45	16	47	17	48	18
20	50	21	52	22	53	23

西暦／年号	1月	2月	3月	4月	5月
1943(昭和18)年	54	25	53	24	54
1944(昭和19)年*	59	30	59	30	0
1945(昭和20)年	5	36	4	35	5
1946(昭和21)年	10	41	9	40	10
1947(昭和22)年	15	46	14	45	15
1948(昭和23)年*	20	51	20	51	21
1949(昭和24)年	26	57	25	56	26
1950(昭和25)年	31	2	30	1	31
1951(昭和26)年	36	7	35	6	36
1952(昭和27)年*	41	12	41	12	42
1953(昭和28)年	47	18	46	17	47
1954(昭和29)年	52	23	51	22	52
1955(昭和30)年	57	28	56	27	57
1956(昭和31)年*	2	33	2	33	3
1957(昭和32)年	8	39	7	38	8
1958(昭和33)年	13	44	12	43	13
1959(昭和34)年	18	49	17	48	18
1960(昭和35)年*	23	54	23	54	24
1961(昭和36)年	29	0	28	59	29
1962(昭和37)年	34	5	33	4	34
1963(昭和38)年	39	10	38	9	39
1964(昭和39)年*	44	15	44	15	45
1965(昭和40)年	50	21	49	20	50
1966(昭和41)年	55	26	54	25	55
1967(昭和42)年	0	31	59	30	0
1968(昭和43)年*	5	36	5	36	6
1969(昭和44)年	11	42	10	41	11
1970(昭和45)年	16	47	15	46	16
1971(昭和46)年	21	52	20	51	21
1972(昭和47)年*	26	57	26	57	27
1973(昭和48)年	32	3	31	2	32
1974(昭和49)年	37	8	36	7	37
1975(昭和50)年	42	13	41	12	42

*印は閏年

6月	7月	8月	9月	10月	11月	12月
25	55	26	57	27	58	28
31	1	32	3	33	4	34
36	6	37	8	38	9	39
41	11	42	13	43	14	44
46	16	47	18	48	19	49
52	22	53	24	54	25	55
57	27	58	29	59	30	0
2	32	3	34	4	35	5
7	37	8	39	9	40	10
13	43	14	45	15	46	16
18	48	19	50	20	51	21
23	53	24	55	25	56	26
28	58	29	0	30	1	31
34	4	35	6	36	7	37
39	9	40	11	41	12	42
44	14	45	16	46	17	47
49	19	50	21	51	22	52
55	25	56	27	57	28	58
0	30	1	32	2	33	3
5	35	6	37	7	38	8
10	40	11	42	12	43	13
16	46	17	48	18	49	19
21	51	22	53	23	54	24
26	56	27	58	28	59	29
31	1	32	3	33	4	34
37	7	38	9	39	10	40
42	12	43	14	44	15	45
47	17	48	19	49	20	50
52	22	53	24	54	25	55
58	28	59	30	0	31	1
3	33	4	35	5	36	6
8	38	9	40	10	41	11
13	43	14	45	15	46	16

西暦／年号	1月	2月	3月	4月	5月
1976(昭和51)年*	47	18	47	18	48
1977(昭和52)年	53	24	52	23	53
1978(昭和53)年	58	29	57	28	58
1979(昭和54)年	3	34	2	33	3
1980(昭和55)年*	8	39	8	39	9
1981(昭和56)年	14	45	13	44	14
1982(昭和57)年	19	50	18	49	19
1983(昭和58)年	24	55	23	54	24
1984(昭和59)年*	29	0	29	0	30
1985(昭和60)年	35	6	34	5	35
1986(昭和61)年	40	11	39	10	40
1987(昭和62)年	45	16	44	15	45
1988(昭和63)年*	50	21	50	21	51
1989(平成1)年	56	27	55	26	56
1990(平成2)年	1	32	0	31	1
1991(平成3)年	6	37	5	36	6
1992(平成4)年*	11	42	11	42	12
1993(平成5)年	17	48	16	47	17
1994(平成6)年	22	53	21	52	22
1995(平成7)年	27	58	26	57	27
1996(平成8)年*	32	3	32	3	33
1997(平成9)年	38	9	37	8	38
1998(平成10)年	43	14	42	13	43
1999(平成11)年	48	19	47	18	48
2000(平成12)年*	53	24	53	24	54
2001(平成13)年	59	30	58	29	59
2002(平成14)年	4	35	3	34	4
2003(平成15)年	9	40	8	39	9
2004(平成16)年*	14	45	14	45	15
2005(平成17)年	20	51	19	50	20

＊印は閏年

6月	7月	8月	9月	10月	11月	12月
19	49	20	51	21	52	22
24	54	25	56	26	57	27
29	59	30	1	31	2	32
34	4	35	6	36	7	37
40	10	41	12	42	13	43
45	15	46	17	47	18	48
50	20	51	22	52	23	53
55	25	56	27	57	28	58
1	31	2	33	3	34	4
6	36	7	38	8	39	9
11	41	12	43	13	44	14
16	46	17	48	18	49	19
22	52	23	54	24	55	25
27	57	28	59	29	0	30
32	2	33	4	34	5	35
37	7	38	9	39	10	40
43	13	44	15	45	16	46
48	18	49	20	50	21	51
53	23	54	25	55	26	56
58	28	59	30	0	31	1
4	34	5	36	6	37	7
9	39	10	41	11	42	12
14	44	15	46	16	47	17
19	49	20	51	21	52	22
25	55	26	57	27	58	28
30	0	31	2	32	3	33
35	5	36	7	37	8	38
40	10	41	12	42	13	43
46	16	47	18	48	19	49
51	21	52	23	53	24	54

グループ対応表

結果数	グループ名	結果数	グループ名	結果数	グループ名	結果数	グループ名	結果数	グループ名	結果数	グループ名
0	D	10	K	20	E	30	I	40	C	50	B
1	C	11	I	21	E	31	K	41	D	51	B
2	G	12	J	22	L	32	H	42	F	52	A
3	H	13	L	23	J	33	G	43	A	53	F
4	A	14	G	24	J	34	L	44	H	54	F
5	F	15	H	25	L	35	J	45	G	55	A
6	D	16	K	26	E	36	I	46	C	56	B
7	C	17	I	27	E	37	K	47	D	57	B
8	G	18	J	28	L	38	H	48	F	58	A
9	H	19	L	29	J	39	G	49	A	59	F

星座表

誕生日	星座	誕生日	星座	誕生日	星座
おひつじ座	3/21~4/19	かに座	6/22~7/22	てんびん座	9/23~10/23
おうし座	4/20~5/20	しし座	7/23~8/22	さそり座	10/24~11/21
ふたご座	5/21~6/21	おとめ座	8/23~9/22	いて座	11/22~12/21

誕生日	星座
やぎ座	12/22~1/19
みずがめ座	1/20~2/18
うお座	2/19~3/20

キャラクター表

探し方：グループ名と星座の交じわったところが、キャラクターになります。
例）グループ名が F、星座がふたご座なら、「ふらりん屋」さんです。

グループ名	かに座	みずがめ座	ふたご座	おうし座	いて座	うお座	さそり座	やぎ座	おひつじ座	おとめ座	しし座	てんびん座
A										ふんぞり屋	ふんぞり屋	ふんぞり屋
B	ツンツン屋											
C					のほほん屋	のほほん屋	ルンルン屋	ルンルン屋				
D								ルンルン屋	ルンルン屋			
E	ふらりん屋	ふらりん屋	ふらりん屋									
F	ふらりん屋	ふらりん屋	ふらりん屋	まめまめ屋	まめまめ屋	まめまめ屋			ばっさり屋	ばっさり屋		
G							ちゃっかり屋	ちゃっかり屋				
H					べったり屋	べったり屋	べったり屋					
I										きっちり屋	きっちり屋	
J						べったり屋	べったり屋					
K	ひっそり屋	ひっそり屋	ひっそり屋									
L										まったり屋	まったり屋	まったり屋

095

「ケータイ絵文字占い」
2005年4月15日　第一刷発行
(定価はカバーに表示してあります。)

編　者：　絵文字占いワークショップ
発行人：　岸谷靖治
発行所：　株式会社 JIMOS
　　　　　〒105-6030
　　　　　東京都港区虎ノ門四丁目3番1号 城山JTトラストタワー30F
　　　　　TEL：03-5425-6336　　FAX：03-5425-6344
販売元：　株式会社 アクセス・パブリッシング
　　　　　〒101-0051
　　　　　東京都千代田区神田神保町1-64　神保町協和ビル7F
　　　　　TEL：03-5259-3675(販売)　　FAX：03-5259-3532
印刷所：　株式会社 松下印刷

ISBN 4-901976-23-0　C0276
©JIMOS　©OIKOS　2005 Printed in Japan

乱丁・落丁の本が万一ございましたら小社販売元あてにお送りください。
送料は小社負担でお取り替えいたします。
本書の一部あるいは全部を無断で複写・複製することは、法律で認められた場合
をのぞき著作権の侵害となります。